U0251542

进展期结直肠癌
盆腔手术图谱

主编

（日）上原　圭

名古屋大学研究生院医学系研究科肿瘤外科　讲师

主译

王利明　姚　力

北方联合出版传媒（集团）股份有限公司

辽宁科学技术出版社

沈阳

SHUJUTSU NO MAE NI YOMITAI KOTSUBAN KAKUDAI SHUJUTSU NO SUBETE

© UEHARA Kei 2022

Originally published in Japan in 2022 by MEDICAL VIEW CO., LTD

Chinese (Simplified Character only) translation rights arranged with MEDICAL VIEW CO., LTD through TOHAN CORPORATION, TOKYO.

©2024，辽宁科学技术出版社。

著作权合同登记号：第06-2023-123号。

图书在版编目（CIP）数据

进展期结直肠癌盆腔手术图谱 /（日）上原圭主编；王利明，姚力主译. —沈阳：辽宁科学技术出版社，2024.2

ISBN 978-7-5591-3222-2

Ⅰ. ①进… Ⅱ. ①上… ②王… ③姚… Ⅲ. ①结肠癌—妇科外科手术—图谱②直肠肿瘤—妇科外科手术—图谱 Ⅳ. ①R735.305-64

中国国家版本馆CIP数据核字（2023）第162828号

出版发行：辽宁科学技术出版社

（地址：沈阳市和平区十一纬路25号 邮编：110003）

印 刷 者：辽宁新华印务有限公司

经 销 者：各地新华书店

幅面尺寸：210mm×285mm

印 张：12.25

插 页：4

字 数：300 千字

印 数：1~1500 册

出版时间：2024 年 2 月第 1 版

印刷时间：2024 年 2 月第 1 次印刷

责任编辑：凌 敏

封面设计：袁 舒

版式设计：袁 舒

责任校对：闻 洋

书 号：ISBN 978-7-5591-3222-2

定 价：198.00 元

联系电话：024-23284363

邮购热线：024-23284363

E-mail：lingmin19@163.com

http://www.lnkj.com.cn

Atlas of Advanced Pelvic Surgery for Colorectal Cancer

进展期结直肠癌盆腔手术图谱

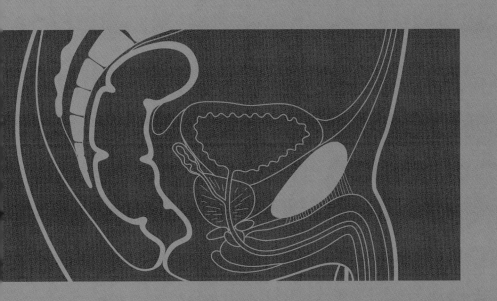

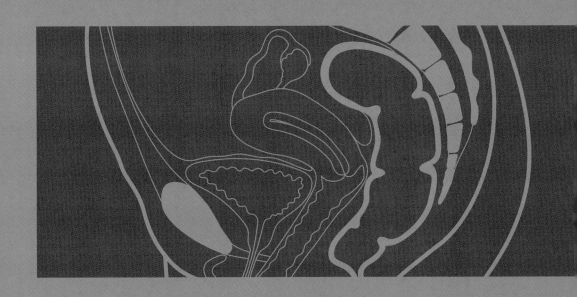

手术前的思想准备
（代序）

消化外科手术特别是在胃肠道外科手术中，对那些看似难以根治性切除的局部进展期癌和复发癌，进行具有挑战性的扩大手术，最后获得根治性切除，这是外科医生最欣慰的事。过去几十年，随着术前诊断技术、术前辅助治疗，以及微创外科技术的发展，外科医生的注意力逐渐转移到如何在内镜外科手术中完美保留脏器功能。尽管化疗和放疗取得了惊人的进步，但仍有一些患者只能在扩大手术的基础上才能达到根治效果，这是毋庸置疑的事实。

扩大手术具有手术时间长、出血量大、术后严重并发症多等风险，且有不少患者无法获得预期的预后效果。因此，我认为没有必要让所有的外科医生都掌握扩大手术技术，但是在各个地区必须要有精通扩大手术的外科医生，这对患者来说是必不可少的。然而，在现今要规避风险的氛围中，对这些操作时间长、诉讼风险高的手术，有些医院的医生有敬而远之的倾向。但是，为了患者的需要，必须要有人怀有使命感，学习和传承安全可靠的外科技术。

在随机对照临床研究（RCT）的全盛时期，许多临床研究结果证实了微创手术的优势，而对大多数扩大根治手术，其结果是否定的，因此扩大根治手术逐渐从标准的外科治疗中消失。扩大根治手术不作为常规技术而适用于所有病例，甚至于对有需求的患者不建议行扩大根治手术的外科医生在逐渐增多。

另外，由于扩大根治手术在日常临床治疗中的应用急剧减少，年轻外科医生很难参与到扩大手术的术后管理中去，也就很难切身感受其效果和学习如何处理术后并发症。如何让年轻的外科医生继承扩大根治手术的技术是今后的一大课题。腔镜外科手术与传统开腹手术不同，术者和助手以及参观手术的人员均可观看同一个画面，从手术教育的观点来看是划时代的变化。另外，手术视频后任何人都可以随时复盘，不仅对手术流程和技术的要点学习有帮助，对外科微细解剖的教学也极为有用。

盆腔内的扩大手术与胸部和上腹部的扩大手术有很大不同，由于盆腔扩大手术的实施部位与心脏、肺、肝脏、胰脏等相距较远，一旦发生问题也不会直接危及生命，所以只要不造成大量出血或术后严重感染等并发症，一般来说很少出现生命危险。然而，盆腔扩大手术后出现排尿排便、性功能、行走功能等与生活质量相关的功能障碍的情况也不少。有些患者很难接受人造肛门、人工膀胱，这也是可以理解的。盆腔扩大手术虽然能完全切除病灶、改善患者预后，但也有必要告知患者，手术可能造成并发症增多和术后脏器功能障碍。因此，需要在患者充分理解其利弊的前提下，开展该手术，这一点是极为重要的。

在思考盆腔扩大根治手术的适应证和术式时，需要慎重考虑到疾病扩散程度，患者的意愿和术者的经验，以及医院的技术实力。特别是超扩大手术，患者要抱有一种无论多么痛苦都想通过手术达到治愈、力争延长生存时间的强烈的手术意愿，这是实施该手术的绝对前提条件。对于存有一丝犹豫的患者，术者绝对不要苦苦相劝。没有比接受了不太愿意实施的手术，术后结果和患者自己想象的不一样而更为懊悔的事情了，如果是这样，对患者本身和医务人员都将是最大的不幸。

另外，即使患者有强烈的手术愿望，最终能否实施该术式，需要术者客观地评价自身经验、医院整体的技术实力，这也是非常重要的。"不引起大的并发症，安全、确切地实施手术"是极为重要的，如果手术没有达到根治或者引起严重术后并发症，就有可能严重影响患者的生存时间或者生存质量。这也要求外科医生手术前必须有充分的思想准备。

扩大根治手术的教授与传承并不简单。当然，手术肯定是"不做就不会"的，每个外科医生都有自己的学习曲线，但对患者来说，这是人生中一场押上了身家性命的、无法重来的大赌局。只有充分理解了手术的理念和解剖，掌握了最基本的手术技术的外科医生，才能在上级医生的指导下开展这种扩大根治手术。

手术的理念比技术更为重要。没有理念指导的手术，重复做几次、几十次、几百次对技术的提升都无济于事，对患者而言受益有限。理念可通过实际手术操作、查阅文献资料、观看手术视频或者从长辈们的教诲中学习。外科基本技能，如游离、血管显露等可通过训练模拟器、动物活体手术实践或在其他手术中学习。换句话说，手术的理念和技术本身是可以分开习得的，而不是"不做就学不到"。如果真的想学，就应该经常思考如何理解手术的每个步骤和每个操作背后的理念，同时掌握完成该手术需必备的基本技能。

另外，上级医生有义务对认同其外科理念的年轻医生进行指导。术者最好是边手术边讲解为什么要这样做。即使是长时间的手术，也不要让助手产生一种希望术者草率地早点结束手术的错觉，每一步都要用心操作。

在本书中，盆腔扩大根治手术的每一个术式或每一个技术要点，都邀请到在日本被称为这一领域的第一人的医师亲自执笔，且配有手术视频。没有明确构想及充分准备的手术，我们是决不会做的。希望本书给即将开展盆腔扩大根治术的各位医生提供些许参考。

上原　圭

2022年2月

译者序

　　上原圭先生主编的《进展期结直肠癌盆腔手术图谱》一书日文版的电子版发行的当天凌晨，我便买了一本并连夜从头到尾阅读了一遍，书中的内容可谓是结直肠外科的最具挑战性的重口味手术，也是日本国内都极为稀缺的盆腔外科手术图谱。当我把想要翻译该书的意愿传达给上原先生时，上原先生非常爽快地答应了。

　　日本的癌手术以定型化和全国共性技术模式为主，仅有少数顶尖的人去开拓更新，产生个性化，最终实现共性的统一，这种模式实际上比百花齐放进步更快，可惜很多人不懂这个道理。日本外科医生没那么多网络会议，不允许直播手术。仅剩几个外科医生名气大，他们也不光是拼技术本身，细腻的技术只是他们认为理所应当的，更重要的是先进的理念和循证医学证据，更多的能定型化、安全可推广的技术。所以说，单论技术本身，整体实力方面日本当之无愧可以傲视全球，而实际上他们自己觉得这就是稀松平常、理所应当，没什么好吹嘘的，这都源自日本人谦逊的性格特点。但是，当他们更多地走出国门后，确实也开始骄傲起来了。

　　2019年，在美国巴尔的摩SAGES参会时，我的导师山口茂树教授看完各国的手术演示之后就发出感叹，"手术还是我们日本做得好"。随后宇山一郎出版了《为什么日本的手术是世界上最好的》这本连书名都一点也不谦虚的书，我好奇买下后一口气读完该书，内容令人无法反驳。总体来说，日本的外科医生们大多数都能塌下心来好好钻研技术，把心思放在规范上，破除门户之见，互相学习，实现了技术的统一，进而实现技术发展的合力。

　　当然，在很多外科的分支我们中国都有世界顶尖的技术，但这种局部的技术领先太不均衡了，大的医疗中心和那些优秀的外科高手应该承担起更多的责任，我们的学会专家个个都是高手，实际上应该把一部分精力放在如何打破门户之见，弄出更多的细节规范，更具传承性的，更简单、更安全的技术，这种才是为人服务的好的技术。追求低价以量取胜的虹吸患者的绩效制度的改革和国家的投入，能够促进地区间的均衡发展。医保加商保的高覆盖率能够促进技术的先进性，只有基层医院规范化发展，大的肿瘤中心敢于开拓新技术、高难度手术，这样才有利于全面健康发展。

　　上原先生从医近28年，每年主刀结直肠癌手术不过40～50台，到目前为止，也不过主刀700台手术。本书作者从传统的规范化手术培训体系下逐渐成长为极具个性化的高难度手术的领航者，相信其手术理念及技巧都是值得我们虚心学习的。

本书汇集了日本各大癌症中心泌尿科、妇科、结直肠外科以及整形美容外科医生大量的稀缺手术录像以及图谱，是我国国内稀有的盆腔手术珍贵的参考资料，一本在手，开卷有益！

中国医学科学院肿瘤医院深圳医院胃肠外科

王利明

2023年12月9日于横滨第36届日本内视镜外科学会总会

推荐序

全盆手术是结直肠外科手术的最难点。利明把上原圭先生的新书译本《进展期结直肠癌盆腔手术图谱》交给我审阅时，我非常惊讶于利明的独到眼光。本书是继《日本静冈癌中心大肠癌手术》《腹腔镜下直肠癌图谱》《日本静冈癌中心胃癌手术》《山口式腹腔镜结直肠癌手术》之后他带给我们的第5本著作，在过去的几年里，利明及其"一匠一塾"团队开创的中日外科交流的公益讲座达50期，并且主持翻译了近百余场中日两国的医学会议，成为我们了解日本医学的重要窗口。

如今的外科逐渐向微创化以及智能化发展，过去几年，NOSES手术也在国内兴起、发展并走向世界，传递了中国同行的智慧以及精湛的手术技巧。对于常规手术如何逐步规范化，对于高难度手术力求根治与生活质量并重是未来我们外科医生必须面对的问题。

上原圭医生是我们非常熟悉的老朋友了。上原先生不仅手术精美仔细，且愿意把自己的经验毫无保留地分享给中国的外科医生们。本书是日本顶级医院的盆腔外科医生们的智慧结晶。全书涵盖了进展期结直肠癌浸润到泌尿外科脏器以及妇科子宫双附件时的单纯联合脏器切除，以及合并尿道重建、皮瓣重建、骶骨联合切除等高难度的手术技巧。精美的手术图谱以及稀缺的手术录像，是目前中日两国都非常奇缺的盆腔外科精品藏书。不管在大的国家级肿瘤中心还是在地方区域医疗中心，都需要有这样敢于"吃螃蟹"的高难度技术。全盆腔脏器切除，不仅对医院平台有高要求，也对医疗团队有高要求，不仅要有爱心，还要有匠心，更需高度的责任担当，更是一种大爱，是给患者最后的一线生命的希望，诠释了外科医生的使命责任。

相信本书能够给即将开展盆腔手术的年轻医生或已经开展了高难度盆腔手术的专家们提供非常有价值的参考。

中国医学科学院肿瘤医院结直肠外科

王锡山

2023年12月10日于北京

目　录

手术前的思想准备（代序）………………………………………… 上原　圭

译者序 …………………………………………………………… 王利明

推荐序 …………………………………………………………… 王锡山

编者名单

审译者名单

附录视频的使用方法

Ⅰ　应掌握的术式

保留自主神经的侧方淋巴结清扫术的基本手术技巧

…………………………………………………………… 大田　贡由　2

1 经典的直肠扩大手术（以盆腔脏器全切术为主的病例）

开腹盆腔脏器全切术 ……金光　幸秀，冢本　俊辅，森谷弘乃介，

高见泽康之，井上　学，今泉　润 ………… 13

腹腔镜下盆腔脏器全切术 ………………………… 向井　俊贵　32

消化外科医生眼中的诀窍：直肠联合子宫切除术的要点

…………………………………………………… 渡边　纯　48

妇科医生眼中的诀窍：直肠联合子宫切除术的要点

…………………………………………………… 金尾　祐之　57

直肠联合膀胱部分切除术 ………………… 秋吉　高志　68

腹主动脉周围淋巴结清扫 ………………… 上原　圭　81

2 扩大 TPE 的极限：盆腔脏器全切联合盆壁外侧切除

骶骨联合切除术 …………………… 相场　利贞，上原　圭　89

浸润到侧方盆壁的手术技巧及陷阱 ……………… 上原　圭　102

Ⅱ 手术技术难点

盆腔脏器全切术DVC处理方法

·········· 植村 守，土歧祐一郎，江口 英利 110

髂内血管的处理方法············ 小仓 淳司，上原 圭 117

止血方法及诀窍 ·············· 的场周一郎 123

Ⅲ 重建与并发症对策

尿路重建〔回肠导管、代膀胱、输尿管皮肤造瘘〕

·········· 吉野 能 128

皮瓣重建············ 神户 未来，龟井 让 140

盆腔扩大根治手术术后并发症的预防与对策········· 上原 圭 147

双造口时的注意事项·············· 太田佳奈子 153

Ⅳ 实际病例

病例：

经腹经会阴双团队腹腔镜下盆腔脏器全切术、

自动切割闭合器经会阴离断DVC及尿道············ 向井 俊贵 162

病例：

局部复发直肠癌中最困难的骶髂区域复发的安全的

手术技巧············ 小仓 淳司，上原 圭 171

编者名单

主编

上原　圭　　　　名古屋大学研究生院医学系研究科肿瘤外科　讲师

执笔者（按章节顺序）

上原　圭　　　　名古屋大学研究生院医学系研究科肿瘤外科　讲师

大田　贡由　　　横滨市立港红十字会医院大肠外科　主任

金光　幸秀　　　日本国立癌症研究中心中央医院大肠外科　主任

冢本　俊辅　　　日本国立癌症研究中心中央医院大肠外科　主任

森谷弘乃介　　　日本国立癌症研究中心中央医院大肠外科

高见泽康之　　　日本国立癌症研究中心中央医院大肠外科

井上　学　　　　日本国立癌症研究中心中央医院大肠外科

今泉　润　　　　日本国立癌症研究中心中央医院大肠外科

向井　俊贵　　　癌症研究会有明医院消化器中心大肠外科　副主任

渡边　纯　　　　横滨市立大学附属市民综合医疗中心消化病中心外科　副教授

金尾　祐之　　　癌症研究会有明医院妇科　主任

秋吉　高志　　　癌症研究会有明医院消化器中心大肠外科　副主任

相场　利贞　　　中东远综合医疗中心外科、消化外科　主任

植村　守　　　　大阪大学研究生院医学系研究科消化外科　讲师

土岐祐一郎　　　大阪大学研究生院医学系研究科消化外科　教授

江口　英利　　　大阪大学研究生院医学系研究科消化外科　教授

小仓　淳司　　　名古屋大学研究生院医学系研究科肿瘤外科

的场周一郎　　　虎门医院消化外科　主任

吉野　能　　　　日本国立医院机构名古屋医疗中心泌尿外科　医长

神户　未来　　　名古屋大学研究生院医学系研究科整形外科

龟井　让　　　　名古屋大学研究生院医学系研究科整形外科　教授

太田佳奈子　　　名古屋大学医学部附属医院护理部皮肤、排泄护理认证护士

审译者名单

主审

王锡山　　中国医学科学院肿瘤医院结直肠外科

陈瑛罡　　中国医学科学院肿瘤医院深圳医院胃肠外科

主译

王利明　　中国医学科学院肿瘤医院深圳医院胃肠外科

姚　力　　北京中日友好医院

副主译

李　杰　　西安交通大学第二附属医院普通外科

于向阳　　天津南开医院胃肠外科

张　宏　　中国医科大学盛京医院结直肠外科

参译人员（按姓氏拼音排序）

邓海军　　南方医科大学南方医院普外科

马腾辉　　中山大学附属第六医院结直肠外科

孙　轶　　天津市人民医院肛肠疾病诊疗中心

孙凌宇　　哈尔滨医科大学附属第四医院肿瘤外科

汤坚强　　中国医学科学院肿瘤医院结直肠外科

徐卫国　　中国医学科学院肿瘤医院深圳医院胃肠外科

燕　速　　青海大学附属医院胃肠肿瘤外科

杨　柳　　江苏省肿瘤医院结直肠外科

张　剑　　海军医科大学附属长征医院

附录视频的使用方法

　　附录视频收录了大量手术视频。要观看视频需要微信扫描下方二维码。此为一书一码，为避免错误扫描导致视频无法观看，此二维码提供两次扫描机会，扫描两次后，二维码不再提供免费观看视频机会。购买本书的读者，一经扫描，即可始终免费观看本书视频。该视频受版权保护，如因操作不当引起的视频不能观看，本公司均不负任何责任。切记，勿将二维码分享给别人，以免失去自己免费观看视频的机会。操作方法请参考视频使用说明。本视频为赠品，随时可能下架，请知悉。

视频使用说明

223109

　　扫描二维码即可直接观看视频。视频下有目录，点击目录可以进入相关视频的播放页面直接观看。

视频目录

I 应掌握的术式

保留自主神经的侧方淋巴结清扫术的基本手术技巧 …… 视频1　第7页

开腹盆腔脏器全切术
　………………………… 视频1　第17页
　　　　　　　　　　　视频2　第21页
　　　　　　　　　　　视频3　第21页
　　　　　　　　　　　视频4　第21页
　　　　　　　　　　　视频5　第22页
　　　　　　　　　　　视频6　第25页
　　　　　　　　　　　视频7　第25页
　　　　　　　　　　　视频8　第28页
　　　　　　　　　　　视频9　第31页

腹腔镜下盆腔脏器全切术
　………………………… 视频1　第36页
　　　　　　　　　　　视频2　第38页
　　　　　　　　　　　视频3　第38页
　　　　　　　　　　　视频4　第41页
　　　　　　　　　　　视频5　第42页

消化外科医生眼中的诀窍：直肠联合子宫切除术的要点 …… 视频1　第50页

妇科医生眼中的诀窍：直肠联合子宫切除术的要点 …… 视频1　第64页
　　　　　　　　　　　视频2　第65页
　　　　　　　　　　　视频3　第65页

直肠联合膀胱部分切除术
　………………………… 视频1　第70页
　　　　　　　　　　　视频2　第70页
　　　　　　　　　　　视频3　第75页

腹主动脉周围淋巴结清扫
　………………………… 视频1　第83页

骶骨联合切除术 … 视频1　第96页
　　　　　　　　　　　视频2　第96页
　　　　　　　　　　　视频3　第97页
　　　　　　　　　　　视频4　第99页

浸润到侧方盆壁的手术技巧及陷阱
　………………………… 视频1　第104页
　　　　　　　　　　　视频2　第105页

II 手术技术难点

髂内血管的处理方法
　　　　　　　　　　　视频1　第119页
　　　　　　　　　　　视频2　第120页

止血方法及诀窍 … 视频1　第126页
　　　　　　　　　　　视频2　第126页
　　　　　　　　　　　视频3　第126页

III 重建与并发症对策

尿路重建（回肠导管、代膀胱、输尿管皮肤造瘘）
　………视频1　第131，132，134页

IV 实际病例

病例：经腹经会阴双团队腹腔镜下盆腔脏器全切术、自动切割闭合器经会阴离断DVC及尿道……… 视频1　第163页

病例：局部复发直肠癌中最困难的骶髂区域复发的安全的手术技巧
　………………………… 视频1　第175页
　　　　　　　　　　　视频2　第177页

I

应掌握的术式

保留自主神经的侧方淋巴结清扫术的基本手术技巧

大田　贡由

横滨市立港红十字会医院大肠外科

前言

腹膜反折以下的进展期直肠癌有10%～20%发生盆腔侧方淋巴结转移，这也是造成术后局部复发的原因之一。日本从20世纪80年代开始，开展了保留自主神经的侧方淋巴结清扫。目前，作为进展期直肠癌的标准治疗指南，被广泛推广应用于临床。JCOG0212试验结果表明，与单独全系膜切除术（total mesorectal excision，TME）相比，TME+侧方淋巴结清扫，更能降低局部复发率，对局部控制有良好的治疗效果。

在神经和血管相互交错的、解剖极为复杂的盆腔侧方淋巴结区域，切实保留自主神经并进行安全且有效的淋巴结清扫，必须事先理解该区域的详细解剖。腹腔镜手术通过近距离、放大效应来观察骨盆内的微细结构，比开腹手术更清晰。笔者自己也通过腹腔镜手术进行侧方淋巴结清扫，对侧方淋巴结清扫有了更进一步的理解。不过，在实际开展腹腔镜侧方淋巴结清扫之前，笔者在开腹手术中有过很多侧方淋巴结清扫的经验，从笔者的指导老师操作的手术中学到了一些经验，且在写手术记录时，笔者会再次查阅一些解剖书，补充相应的知识，因此笔者对该区域的解剖有比较深刻的理解。解剖不是近距离观察就能看明白的事，在不理解解剖的情况下进行手术操作，就有可能心里没底，甚至举步维艰或一朝被蛇咬十年怕井绳，看什么都像是重要脏器而不敢动手。当然，每个外科医生都会有这样的经历。

本章主要详细介绍侧方淋巴结区域的解剖，以及定型化的保留自主神经功能的侧方淋巴结清扫的手术技巧。

盆腔的3层构造

盆腔由以下3层结构构成（**图1-1-1**）。

▶▶ 直肠固有筋膜所包围的层

包括直肠和直肠周围脂肪组织，即所谓的TME层，主要由肠系膜下动脉分出的直肠上动脉营养。因此，全系膜切除术（TME）是指离断肠系膜下动脉，完整切除直肠固有筋膜。

▶▶ 脏层盆腔筋膜所包围的层

是指除了直肠以外的盆腔脏器，以及分布在这些脏器中的血管、自主神经。主要分布在髂内动脉的脏支。脏层盆腔筋膜的内侧面被称为腹下神经前筋膜，外侧面被称为膀胱下腹筋膜。

▶▶ 骨盆壁和脏层盆腔筋膜之间的层

- 是指骨盆壁和脏层盆腔筋膜之间的间隙，不包含特定的脏器。主要由脂肪组织构成。包括髂内血管的壁支、髂外血管、以闭孔血管为中心的闭孔腔，以及以膀胱为中心的膀胱前腔、膀胱侧腔等，有各种各样的命名。
- 髂内动脉位于骨盆侧壁B、C区的交界处，向B区分出脏支，向C区分出壁支。

图1-1-1 盆腔的3层构造

A（----）：直肠固有筋膜层。
包括直肠，有肠系膜下动脉走行。
B（----）：由脏层盆腔筋膜层所包绕。
内侧被称为下腹下神经前筋膜，外侧被称为膀胱下腹部筋膜。包括盆腔内的脏器（膀胱、精囊腺、前列腺、子宫等）。有髂内动脉的脏支和自主神经分布。
C（----）：骨盆壁和脏层盆腔筋膜之间的层。
包括腹膜后脂肪组织。侧方为闭孔、膀胱侧腔，腹侧称为膀胱前腔。有髂内动脉的壁支及体神经分布。

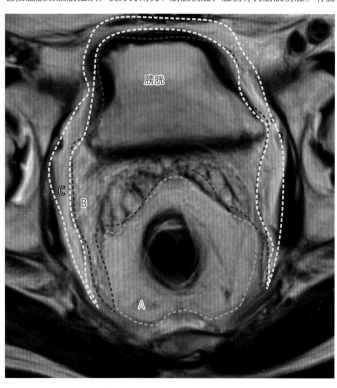

 ## 根据《日本大肠癌规约》制定的盆腔内淋巴结分类

- 根据《日本大肠癌规约》的盆腔内淋巴结分类（**图1-1-2**），将直肠上动脉周围淋巴结分类为No.251。另外，将髂内动脉周围的淋巴结分类为No.263（No.263p及No.263d），闭孔及血管周围的淋巴结分类为No.283。将髂外血管周围的淋巴结分类为No.293，髂总血管淋巴结分类为No.273，骶前的淋巴结为骶正中动脉周围淋巴结（No.280）和骶旁动脉周围淋巴结（No.270）。将腹主动脉分叉部淋巴结分类为No.290。如果将盆腔内的淋巴结依据上述3层结构来分类的话，应该由以下部分构成：

A：No.251。

B：No.263（主干分出的脏支）。

C：No.263（主干分出的壁支），No.273、No.283、No.293。

其他（骶前淋巴结）：No.270、No.280、No.290等。

- 其中，No.263、No.273、No.283、No.293被定义为主淋巴结（第3群淋巴结）。为了兼顾转移率和治疗效果，侧方淋巴结清扫主要是清扫No.263淋巴结（主干至脏支）、No.283淋巴结。也就是说，清扫B区的No.263淋巴结和C区的No.283淋巴结。

图1-1-2 《日本大肠癌规约》的淋巴结分类

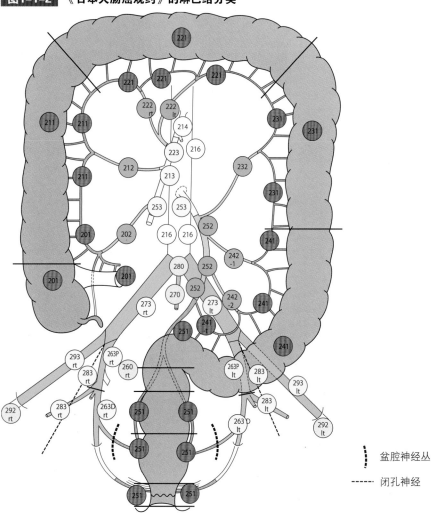

盆腔神经丛

------ 闭孔神经

（大腸癌研究会：大腸癌取扱い規約 第9版. 金原出版, 東京, 2018. より改変して転載）

髂内动脉和自主神经的关系

- No.263淋巴结清扫时最大的问题是如何保护自主神经。自主神经从腹主动脉表面向下走行于腹主动脉侧面，在骶岬附近分为左右腹下神经（交感神经为主），与从骶骨S2、S4分出的盆腔神经（副交感神经为主）汇合，两者在直肠侧面形成盆腔神经丛。

- 另外，髂内动脉从髂总动脉分出后，沿着骨盆侧壁前面走行，从梨状肌下孔走行到骨盆外。其间分出脏支：脐动脉襞、膀胱上动脉、膀胱下动脉、直肠中动脉、男性的睾丸动脉、女性的子宫动脉。作为壁支分出髂腰动脉、骶外侧动脉、闭孔动脉、臀上动脉、臀下动脉、阴部内动脉等分支。

· 其中，髂内动脉的脏支与腹下神经到盆腔神经丛之间的神经是伴行分布在盆腔脏器中的。将自主神经与输尿管一起作为输尿管腹下神经筋膜游离后，再进行淋巴结清扫，这样可避免神经损伤（**图1-1-3**）。

图1-1-3 **输尿管下腹部神经筋膜**
膀胱下腹部筋膜和输尿管下腹部神经筋膜可以从髂内、髂外血管分叉的高度附近分离，但是在神经血管束（男性为精囊腺）附近再次汇合，因此在其末梢侧不可分离，这是需要注意的。

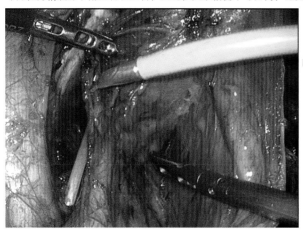
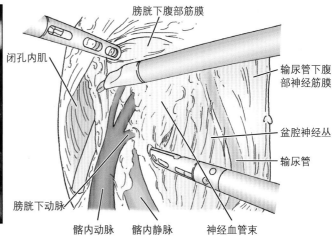

膀胱下腹部筋膜
闭孔内肌
输尿管下腹部神经筋膜
盆腔神经丛
输尿管
膀胱下动脉
髂内动脉　髂内静脉　神经血管束

闭孔的构造

· No.283淋巴结清扫时，需要把闭孔边界全部游离出来。如前所述，闭孔的内侧缘是脏层骨盆筋膜，也称为膀胱下腹部筋膜。脐动脉襞就像是"窗帘挂钩"，将髂内血管的脏支覆盖在膀胱外侧面。另外，脏层骨盆筋膜在盆底逐渐变得肥厚，通过附着在肛提肌腱弓上而固定于骨盆壁（**图1-1-4**）。闭孔周围清扫时，该部分为最深处。

图1-1-4 **闭孔周围（深部）**
离断闭孔血管。膀胱下腹部筋膜包绕着膀胱，附着在肛提肌腱弓上，该处为No.283淋巴结清扫的最深处。
：肛提肌腱弓

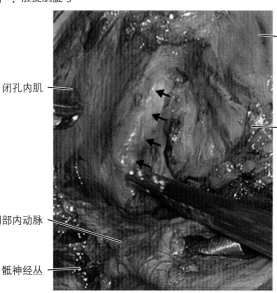

膀胱
闭孔内肌
膀胱下腹部筋膜
阴部内动脉
骶神经丛

· 闭孔的外侧缘为骨盆壁，由闭孔内肌、腰大肌、梨状肌组成。从髂内动脉分出的闭孔动脉在闭孔中走行，在深部可以确认髂内血管末梢侧分出的阴部内动脉。闭孔神经从髂腰肌背面向闭孔内走行，因此术中确认并保留闭孔神经是非常重要的。

CT图像与腹腔镜手术中所见的对比

· **图1-1-5**显示了CT图像和腹腔镜手术中所见到的侧方区域的解剖标志对比。这些解剖标志在侧方清扫时可以确认。

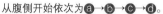

图1-1-5 CT图像与腹腔镜手术中所见解剖标志的对比
从腹侧开始依次为ⓐ→ⓑ→ⓒ→ⓓ。

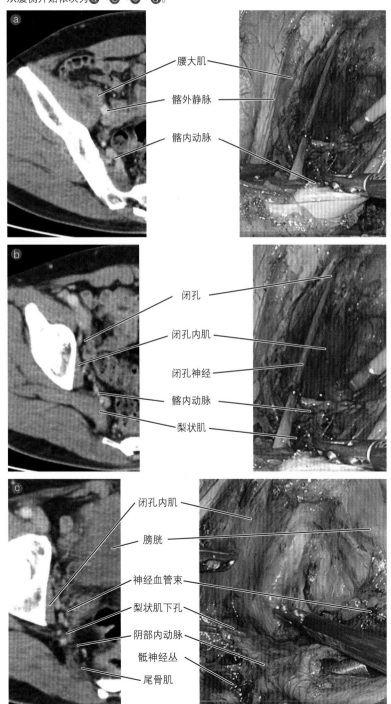

图1-1-5

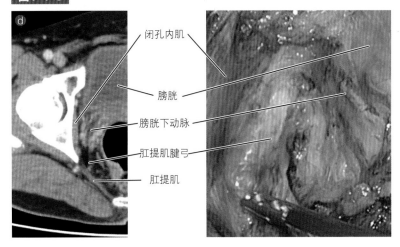

闭孔内肌
膀胱
膀胱下动脉
肛提肌腱弓
肛提肌

侧方淋巴结清扫的手术技巧

· 腹腔镜下左侧淋巴结清扫（6倍速无剪辑视频），供各位观看（ 1）。

视频1

扫视频目录页
二维码

腹腔镜下左侧淋巴结清扫

Step 1 切开壁腹膜，打开侧方区域（图1-1-6）

· 沿着髂外动脉表面向尾侧切开脐动脉襞（内侧脐襞）与髂外动脉之间的壁腹膜。尾侧腹膜切开边界以显露输精管为宜，无须离断输精管。

图1-1-6 侧方区域入路

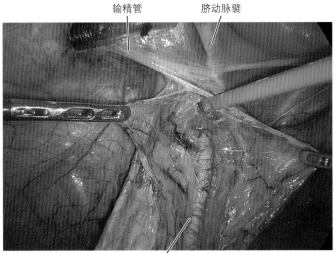

输精管　　脐动脉襞

髂外动脉

Step 2 显露No.283区域的外侧缘与内侧缘（图1-1-7）

- 在髂外动脉内侧确认髂外静脉。其背侧有腰大肌，继续往背侧可见闭孔内肌。从股环到腰大肌前面有No.283区域的较粗淋巴管走行，需要仔细夹闭防止发生淋巴漏。另外，在该位置大多可以看到副闭孔静脉。该静脉是向闭孔走行的，沿着副闭孔静脉就可以找到闭孔。

- 在内侧沿着脐动脉襞游离，游离出膀胱下腹部筋膜，再向内侧牵引脐动脉索，钝性剥离No.283区域脂肪组织的过程中，可以显露闭孔神经。如果确认了闭孔，就可以确认闭孔神经的背侧有闭孔动静脉伴行。此时，在闭孔附近切断闭孔动静脉，保留闭孔神经即可。

图1-1-7 显露No.283淋巴结区域的外侧缘与内侧缘

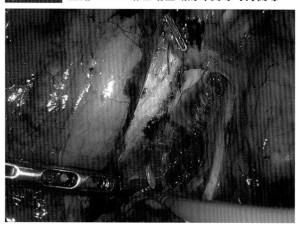 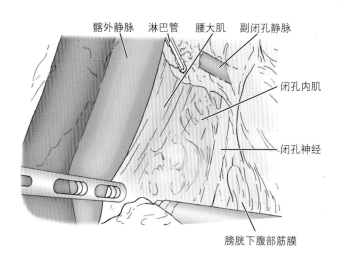

髂外静脉　淋巴管　腰大肌　副闭孔静脉

闭孔内肌

闭孔神经

膀胱下腹部筋膜

Step 3 显露No.283区域头侧缘（图1-1-8）

- No.283区域头侧缘是髂内髂外动脉的分叉处。闭孔神经从分叉处稍向外侧进入髂外静脉背侧，走行于腰大肌之间，注意不要损伤该神经。闭孔神经一般比想象中要更加靠外侧走行。

- 沿着髂内动脉前面游离，在闭孔神经的背侧可见闭孔动脉的中枢侧，离断该血管。但血管的分支变异较多，静脉属支有时并不与动脉伴行。比如说阴部内动脉从髂内动脉的末梢分出就是很好的例子。因为髂内血管是贯穿膀胱下腹部筋膜走行的，所以沿着膀胱下腹部筋膜游离时要特别小心，游离过程中若发现血管分支则进行离断，这样手术操作会比较顺利。如果在这个阶段为了显露髂内血管而破坏了膀胱下腹部筋膜，那么后面清扫No.263区域淋巴结会变得非常困难，一般来说不推荐这样做。

图1-1-8 显露No.283区域头侧缘

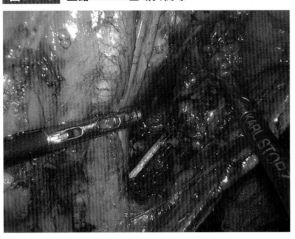

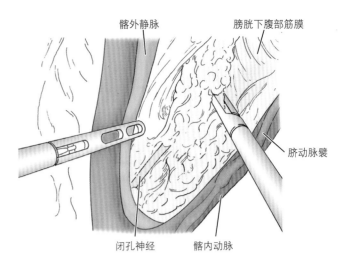

髂外静脉　　　　膀胱下腹部筋膜

脐动脉襞

闭孔神经　　髂内动脉

Step 4 确认No.283区域的最深处（图1-1-9）

- No.283区域的最深处为阴部神经管入口部，尾侧为肛提肌腱弓，头侧为骶神经丛。此时，如果切开膀胱下腹部筋膜，可能增加髂内血管出血的风险，因此在髂内血管游离时，注意保留一层薄的血管外膜，这样比较安全。
- No.283区域是髂内血管壁支通过的区域。即髂外动脉、臀上动脉、臀下动脉、闭孔动脉通过此区域。其中仅仅离断闭孔动脉即可。只要层次走对了，几乎不会有出血。
- 以上操作后No.283区域的淋巴结清扫就结束了。

图1-1-9 确认No.283区域的最深处

阴部神经管入口　　　肛提肌腱弓

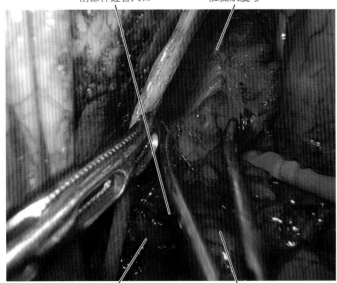

骶神经丛　　　　髂内动脉

Step 5 游离膀胱下腹部筋膜和输尿管下腹部神经筋膜（图1-1-10）

· 这步是保护自主神经最重要的操作。分别以脐动脉襞、输尿管为顶点牵开，多采用钝性游离，偶尔采用锐性游离。此时，需要清扫该区域的脂肪及淋巴结，尽量往膀胱下腹部筋膜一侧游离。另外，在尾侧要注意别损伤膀胱上动脉。在两层筋膜之间一直游离到神经血管束前。

图1-1-10 游离膀胱下腹部筋膜和输尿管下腹部神经筋膜

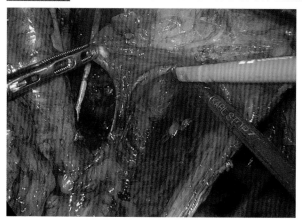
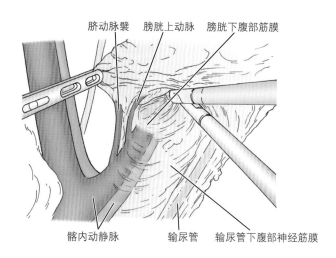

脐动脉襞　膀胱上动脉　膀胱下腹部筋膜

髂内动静脉　　　输尿管　　输尿管下腹部神经筋膜

Step 6 确认髂内动脉脏支及清扫周围淋巴结（图1-1-11）

分开两层筋膜之后，可在膀胱下腹部筋膜内确认多个朝向盆腔脏器的脏层血管分支，依次是膀胱上动脉、输精管（子宫）动脉、直肠中动脉、膀胱下动脉。但除了膀胱上动脉以外，通常其他的血管很难区分。因此，清扫No. 263D淋巴结时，需要把这些血管的周围组织全部进行清扫。

必要时可以联合血管切除。但要注意，如果紧贴着血管切到神经血管束，就会造成功能障碍。

图1-1-11 确认髂内动脉的脏支

膀胱下腹部筋膜　　膀胱下动脉

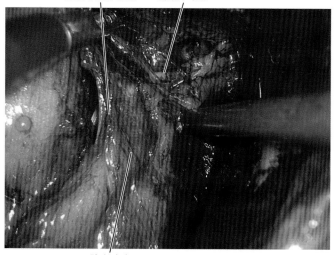

髂内动脉

Step 7 清扫阴部内动脉周围（图1-1-12、图1-1-13）

- 姑且不论解剖学的难度，将脏支从内侧清扫后，向着阴部神经管方向游离，显露出髂内动脉末梢侧的阴部内动脉。这个区域的清扫是最困难的，但淋巴结转移率还是很高的，需要仔细清扫。

- 为了彻底清扫干净，如**图1-1-13**所示，可以酌情联合切除阴部内血管。在这个部位，髂内血管紧贴着骶神经层前面走行，在神经分支之间向梨状肌下孔分出臀下静脉。但是由于臀下血管很短，很难夹闭，所以在离断该血管的时候常常会造成大出血，电刀烧灼止血时又可能造成神经损伤。在还没熟练掌握该区的清扫技术之前，仅清扫该血管前面即可，这样比较保险。此时，可以借助ICG荧光显影搜索残留的淋巴结。

- 膀胱下动脉的最终支，一般是从阴部内动脉或臀下动脉分出的，有时不通过神经血管束而直接到达肛管上缘。在这种情况下确认膀胱下动脉终末支后，将其一并切除也是可行的。

图1-1-12 确认阴部内动脉

阴部神经管的入口　　　膀胱下动脉

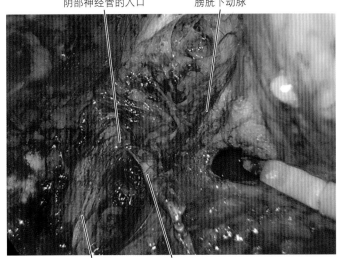

骶神经丛　　阴部内动脉

图1-1-13 联合切除阴部内血管

髂骨肌　肛提肌腱弓　阴部内动脉

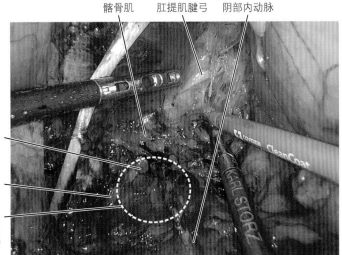

阴部神经管入口

骶神经丛

阴部内血管切除范围
（膀胱下血管也
一并切除了）

· No.263p区域淋巴结指的是髂内动脉主干到膀胱上动脉分支之间的淋巴结，相对来说比较短，所以清扫比较简单。当彻底清扫阴部内血管周围之后，通常会省略No.263区域的清扫，但No.263p内侧区域的淋巴结与骶旁动脉周围淋巴结（No.270）、骶正中动脉周围淋巴结（No.280）相连，因此也是一个很有趣的淋巴区域。

图1-1-14 清扫No263p区域淋巴结

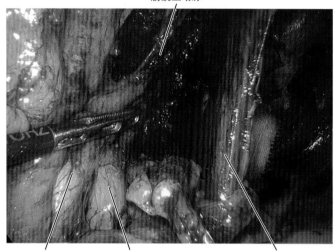

膀胱上动脉

髂内动脉　　髂内静脉　　　　　左输尿管

 结语

· 以上的解剖及手术技巧，无论是在开腹手术、腹腔镜手术中，还是机器人手术中，都是普遍适用的，希望能继续传承下去。

经典的直肠扩大手术（以盆腔脏器全切术为主的病例）

开腹盆腔脏器全切术

金光　幸秀，冢本　俊辅，森谷弘乃介，高见泽康之，井上　学，今泉　润

日本国立癌症研究中心中央医院大肠外科

盆腔脏器全切术的历史

- 盆腔脏器全切术（total pelvic exenteration，TPE）是Brunschwig在1948年首次对22例女性生殖器官晚期癌施行的术式，之后，Bricker发明的回肠导管（ileal conduit）促进了尿路改道术的进步，目前成为非常安全的术式，是局部进展期盆腔脏器癌的根治性术式。除妇科癌或泌尿外科癌外，怀疑盆腔内前方脏器浸润的进展期直肠癌或膀胱三角部浸润的乙状结肠癌等也可选择该术式。

- 与直肠切除术相比，本术式的手术侵袭性更大，同时还需要改变排便及排尿通路，考虑到术后生活质量的降低，必须慎重开展此术式。TPE适用于局部进展期原发直肠癌（locally advanced rectal cancer, LARC）病例和术后局部复发的直肠癌（locally recurrent rectal cancer, LRRC）病例，本章主要针对LARC的开腹手术进行讲解。

> ☑ **从对年轻外科医生的教学角度出发谈开腹手术的要点**
>
> - 与腔镜外科手术不同，开腹手术很难让手术室的所有工作人员都看到。笔者等通过在无影灯上悬挂的摄像机，加上术者使用头灯的术野摄像机，将实时拍摄的手术影像呈现在大屏幕上，这样一来，在手术过程中，术者所看到的手术场景和手术过程可以供全员共享，对年轻外科医生的教学和技术传承也非常有用（**图1-2-1**）。

针对局部进展期原发直肠癌（LARC）病例的 TPE安全有效吗？（来自PelvEx合作研究）

- 国际共同研究小组（PelvEx Collaborative）针对局部进展期原发直肠癌（LARC）病例施行TPE是否有意义，开展了有助于临床判断和实践的预后指标的研究。搜集了2004—2014年14个国家和地区接受TPE的LARC患者。1291人中，778人（60.3%）为男性，年龄中位数（范围）为63（18~90）岁，78.1%接受了术前辅助治疗。8.2%（n=106）的患者实施了联合骨切除，22.6%（n= 292）的患者实施了皮瓣重建术，R0切除率为79.9%。

- 术后30天内的死亡率为1.5%。R0、R1和R2切除后的总生存期（中位值）分别为43个月、21个月和10个月（P<0.001），3年生存率分别为56.4%、29.6%和8.1%

图1-2-1 开腹手术的术野共享方法

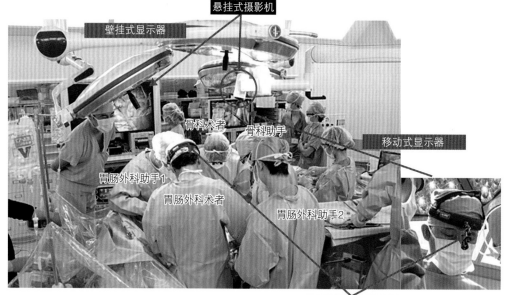

图1-2-1 开腹手术的术野共享方法

（*P*<0.001）。37.8%的患者发生1个以上严重并发症。术前接受了辅助治疗的患者组，术后30天内的并发症发生率显著增加（*P*<0.012）。多变量分析显示，根治切除度（R）和淋巴结转移是全生存率的独立预后因子。

本研究的要点

- LARC定义为肿瘤浸润仅局限于肿瘤周围或附着于局部组织，并没发生远处转移。虽然包含了所谓的边缘病（borderline disease）的一部分，需要施行TPE，但在本研究结果发表之前，大部分数据都来自单中心的案例。

- 在本研究的LARC患者中，确认在大的样本中心进行的TPE是能改善长期生存预后的，前提是能够做到根治切除，切缘阴性（R0）和淋巴结转移也是阴性。该原则也是目前肿瘤治疗的基本原则。

针对局部复发的直肠癌（LRRC）病例施行的TPE是否安全有效？（来自PelvEx合作研究）

- 针对LRRC施行的TPE预后结果也各不相同，大部分数据都来自单中心的。本研究以确定有助于临床决策并提供可靠的循证医学依据为目的，对PelvEx Collaborative的数据进行了分析。2004—2014年，从27家大的样本中心中收集了接受TPE治疗的局部复发的直肠癌（LRRC）病例的数据。

- 1184名患者中，614人（51.9%）接受了术前辅助治疗。R0切除率为55.4%，21人（1.8%）在30天内死亡，380人（32.1%）经历严重并发症。总生存（OS）期中位数为R0切除36个月、R1切除27个月、R2切除16个月，3年OS率分别为48.1%、33.9%和15%（*P*<0.001）。接受术前辅助治疗的患者，术后并发症[比值比（OR）

为1.53]、再次住院（OR为2.33）、放射线再照射（OR为2.12）率较高。骨切除（必要时）与OS的延长有关（36个月vs29个月，*P*<0.001）。多变量分析显示，根治切除度与骨切除是长期生存的显著性决定因素。

本研究的要点

- 笔者所在的医院也参加了PelvEx合作计划，该国际共同研究小组在爱尔兰成立，旨在对TPE术后的患者进行大规模分析，并制定出治疗策略以及指南，目前已有五大洲的100多家机构参与了该小组的研究。
- 决定LRRC患者术后OS的最重要因素是断端阴性和必要时联合施行骨切除。TPE前的术前辅助治疗对生存率没有影响，但是会增加再次住院率、术后并发症发生率和再次放射线治疗的比例。

从PelvEx合作研究中看到的TPE手术技巧要点

- 对于LARC和LRRC病例开展的TPE，根治性切除是改善患者总生存时间的最重要因素。

手术适应证

- TPE的手术侵袭性大，术后患者的生活质量严重受损，因此适应证非常严格，仅限于非TPE不能达到根治性切除的病例。
- 癌浸润到膀胱三角部的病例是其中的适应证之一。癌浸润膀胱顶部或阴道后壁的病例，可以联合切除浸润部分。女性的阴道、子宫是避免直肠癌向前浸润的屏障，所以很少有女性患者需要施行TPE。在男性患者中，前列腺浸润也是TPE的适应证，但最近也有仅进行前列腺联合切除而保留膀胱的做法。
- 直肠切断术后盆腔内复发时，如果癌浸润骶骨，则需要联合切除骶骨。女性患者至少需要进行阴道、子宫联合切除。男性患者则需要进行TPE以确保断端阴性。无论如何，盆腔内复发病灶的切除术不仅要切除尿路生殖器官等盆腔内脏器，更重要的是要确保根治切除范围，评估是否需要联合切除其周围的肌肉、筋膜、韧带、骨组织等一部分正常组织。
- 本手术能达到根治效果的前提是：①无远处转移。②无腹主动脉旁淋巴结转移。③无坐骨神经浸润（无坐骨神经痛）。④无大血管浸润（无下肢水肿）。⑤无骨盆壁浸润。⑥骶骨浸润仅在S3之下。

手术技巧

- TPE的优点是可以保证外科切缘干净，并且可以通过联合切除髂内血管和自主神经达到彻底的侧方清扫。

术前标记造口处

· 根据克利夫兰诊所基准（①经腹直肌。②脐下方。③腹壁顶点。④避免在肋骨弓、髂骨、耻骨、皮肤皱纹和瘢痕处操作。⑤患者看得清楚、容易操作的部位），用皮肤标记笔在脐的左右两侧进行标记（**图1-2-2**）。左右造口位置相距7～8cm比较容易进行造口袋的护理。

图1-2-2 造口皮肤标记

在通过腹直肌的位置，输尿管造瘘的回肠导管要比人造肛门稍微靠头侧。

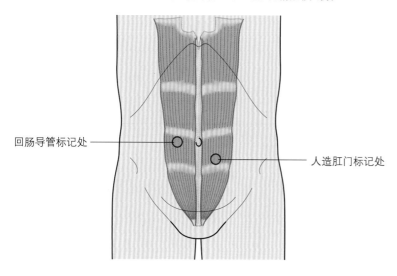

回肠导管标记处 ⸻ 人造肛门标记处

 体位

· 体位为截石位，使用下肢分脚器。注意避免腓骨神经麻痹，采取盆腔高位。腹部操作时，大腿应处于接近水平的位置，会阴部操作时，将股关节弯曲90°，以显露出会阴创面的视野（**图1-2-3**）。

图1-2-3 体位

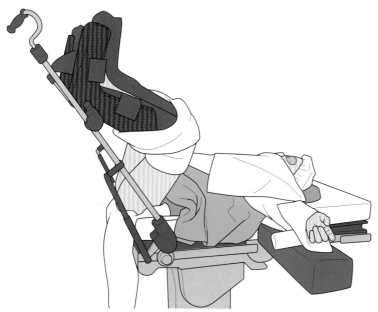

视频1

扫视频目录页
二维码

术野展开（该视频为局部
复发的直肠癌病例）

操作要点

· 采用盆腔高位的截石位，在腹部操作时，为了避免静脉回流不畅，血液瘀滞在
盆腔内，下肢要轻度抬高。

从皮肤切口到开腹

· 术者站在患者的左侧。从耻骨正上方到脐上部约5cm处切开皮肤。开腹后探查确认无
肝转移、腹膜转移、远处淋巴结转移之后采用腹部切口撑开器确保术野（1）。

· 采用Bookwalter切口撑开器（Codman公司）扩大术野。用厚的大纱布垫包裹好小
肠根部，推入上腹部，以防干扰术野，用撑开器的固定叶按压以确保术野（**图
1-2-4**）。

图1-2-4 术野显露

用切口保护器撑开切口。再用Bookwalter切口撑开器展开术野。小肠用厚的大纱布垫包裹好后推到上方。
根据术中视野需要，向上、盆腔侧和操作区域调整拉钩的力度，确保有良好的术野。

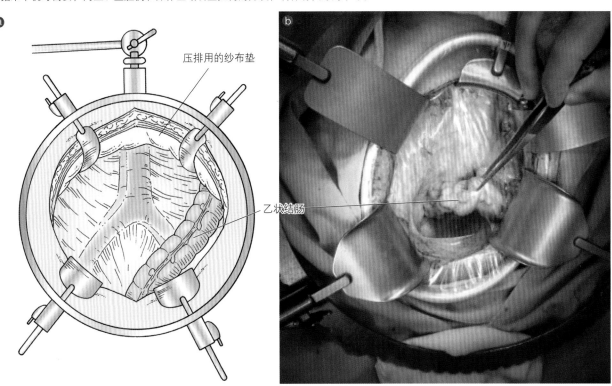

压排用的纱布垫

乙状结肠

技术要点

· 通过使用Bookwalter切口撑开器可以获得良好的术野。要使用4叶以上的拉
钩，从头侧到尾侧充分显露术野，根据操作术野调整拉钩的力度及方向。

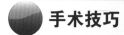

Step 1 游离乙状结肠

第一助手向右侧展开乙状结肠，术者沿着左结肠旁沟切开腹膜，进一步游离融合筋膜的疏松层。自然而然会显露出左生殖动脉和左输尿管。仅游离到乙状结肠周围系膜凹陷处即可，不必过多游离到头侧的降结肠（**图1-2-5**）。

图1-2-5 乙状结肠系膜凹陷处

游离到乙状结肠系膜凹陷处即可，主要目的是与系膜的右侧相通。

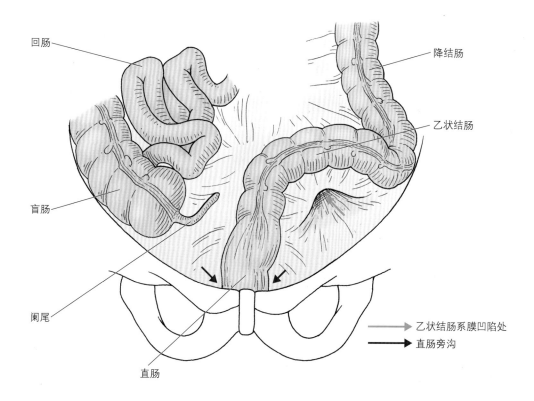

Step 2 IMA根部离断，同水平离断肠系膜下静脉（IMV）和左结肠动脉（LCA），用切割闭合器离断乙状结肠

- 在腹主动脉右侧缘切开乙状结肠系膜根部，从右侧向左侧游离，切开左侧的融合筋膜背侧的腹膜，在腹主动脉分叉部附近使左右游离面相连通。从右向左进行时，要注意容易误入较深的背侧叶。

- 另外，沿腹主动脉右缘向头侧延长腹膜切开至IMA分支处（本术式不必拘泥于保留上腹下神经和腰内脏神经，但是如果没有切除该神经的必要，则在后腹膜下筋膜上进行游离）。IMA、IMV左侧的乙状结肠系膜尚未完全游离，但在第一乙状结肠动静脉周围，即使脂肪沉积较厚，也可以隐约看到背侧组织。因此，在此给肠系膜切开一个小口，就可以很容易地与刚才的乙状结肠系膜凹陷处游离层相连，在直视下从左侧游离到腹主动脉左侧的融合筋膜（**图1-2-6**）。

中央残留的血管蒂中有IMA和IMV，或者左结肠动静脉均可能存在，IMA和IMV之间很容易游离开。将IMV与左结肠动静脉在与IMA根部相同的水平上离断即可。如果太靠近末梢离断左结肠动脉，则有可能损伤到Riolan动脉弓，会引起乙状结肠断端的血流障碍，因此值得我们注意。

切断IMA周围的神经支，显露出IMA后，在根部离断，进行双重结扎（**图1-2-7**）。进一步裁剪乙状结肠系膜，便可在体外距造口预定部约10cm处用切割闭合器离断乙状结肠。

图1-2-6 **乙状结肠系膜的游离**

通过后腹膜下筋膜前叶，可看见背侧的左输尿管、睾丸动静脉（或卵巢动静脉）和上腹下神经丛。游离该区的诀窍是用左手钳紧握后腹膜下筋膜前叶，在电刀要切除的位点稍远处牵拉形成对抗张力。

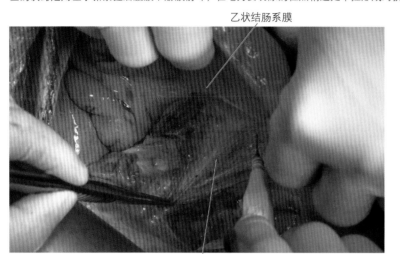

乙状结肠系膜

后腹膜下筋膜前叶

图1-2-7 **IMA周围的处理**

ⓐ：乙状结肠的游离。

切开乙状结肠系膜更有利于在直视下进行IMA、IMV及乙状结肠的游离。

ⓑ：IMA的血管蒂。

从后腹膜游离中央残留的血管蒂，进行IMA根部的淋巴结清扫。

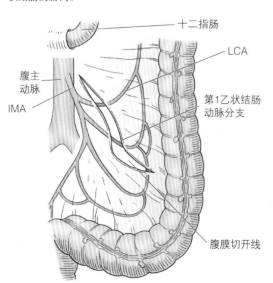

十二指肠

LCA

腹主动脉

IMA

第1乙状结肠动脉分支

腹膜切开线

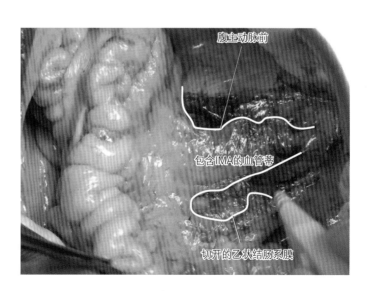

腹主动脉前

包含IMA的血管蒂

切开的乙状结肠系膜

- 延长乙状结肠系膜切开线，越过髂总动静脉，把脐动脉襞（内侧脐皱襞）牵入切除侧。在耻骨上缘处沿着脐动脉襞横向切开腹膜，使得左右相交。男性的输精管、女性的卵巢悬韧带（卵巢动静脉）和子宫圆韧带均予以离断。用电刀切开腹膜下的白色泡沫状结缔组织，避免出血，到达膀胱前腔及膀胱侧腔，此时可见闭孔内肌以及肛提肌（**图1-2-8**）。

图1-2-8 膀胱侧面的腹膜切开

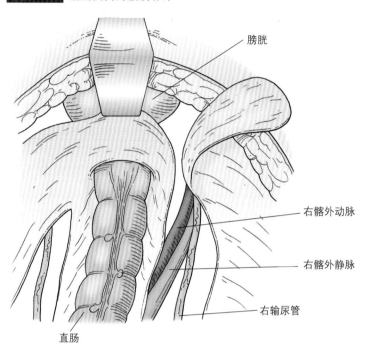

膀胱

右髂外动脉

右髂外静脉

右输尿管

直肠

✓ **技术要点**

- 盆底腹膜进行大面积切除的切开线虽然不能再缝合，但由于能够确保盆底的术野足够宽敞，使手术能够顺利推进，因此可以毫不犹豫地切开腹膜。

Step *4* 髂总动静脉水平的输尿管游离

- 游离出髂总动静脉之后，自然而然就显露出横跨着的输尿管。要细心地将输尿管周围的小血管保护起来。脐动脉分叉前，从髂内动脉分出有营养输尿管的分支血管，仅靠电刀凝固止血的话，之后容易出血，所以建议还是用血管凝固装置止血较为安全。

Step 5 离断输尿管（2～4）

输尿管如果没被肿瘤浸润，男性可以游离输尿管到输精管水平，女性可游离输尿管到子宫动脉下方（外侧），此时输尿管的长度应该是足够的。将输尿管追踪游离到膀胱壁，在膀胱壁被拉成帐篷状的部分离断输尿管（**图1-2-9**）。

肾侧留置输尿管导管（6Fr单腔导管）。为了防止导管脱落，在断端附近同输尿管一起结扎固定，用同一根线固定输尿管导管，从腹腔外导出导管连接到尿袋中，进行术中尿量测定。末梢结扎好（**图1-2-10**）。

视频2

扫视频目录页二维码

游离、离断右输尿管

视频3

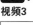
扫视频目录页二维码

右侧直肠后方的游离

视频4

扫视频目录页二维码

游离、离断左输尿管（该视频为局部复发的直肠癌病例）

I

应掌握的术式

图1-2-9 输尿管离断

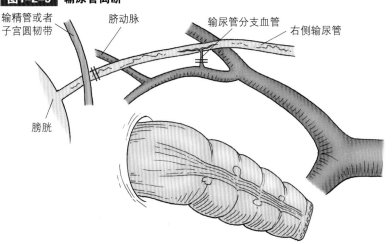

输精管或者子宫圆韧带　脐动脉　输尿管分支血管　右侧输尿管　膀胱

图1-2-10 离断输尿管

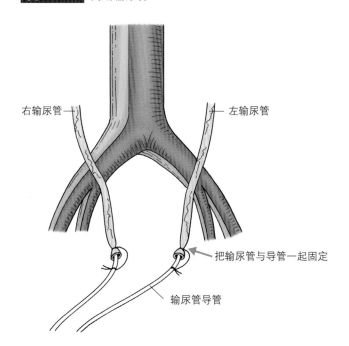

右输尿管　左输尿管　把输尿管与导管一起固定　输尿管导管

 技术要点

· 为了尽最大可能保证输尿管的血液循环，将向上游离控制在必要的最小范围内，只要越过髂总动脉稍向上就可以了。

Step **6** 从主动脉分叉处游离髂总血管、髂外血管、髂内血管及清扫 淋巴结（ 5）

- 盆腔内无须保留自主神经，清扫也变得容易，从主动脉分叉处到后腹膜下筋膜，均
  一并切除自主神经（腹下神经到盆丛），显露出髂总动静脉，进行完整的淋巴结清
  扫。虽然流入左髂总静脉的静脉很细，但撕裂时出血量很大，止血操作较为费时，
  所以要在仔细进行凝固止血后离断该细小静脉。

- 进一步从髂外动静脉内侧游离到髂内动静脉表面及内侧，直至盆腔脏器神经（S3）
  起始部。此时，应该保留走行于髂外动脉前面的髂腹股沟神经和腹壁外侧淋巴通
  路。髂外静脉内侧的闭孔周围有闭孔神经、闭孔静脉藏在脂肪内，先在闭孔附近
  确认闭孔动静脉、闭孔神经，再离断闭孔动静脉。保留闭孔神经的同时，把闭孔周
  围的脂肪从外向内清扫。有细小的壁层分支，可用双极电凝充分凝固止血。该区域
  的底面有腰骶神经干，坐骨神经被盆底内筋膜覆盖。沿着筋膜向内侧清扫淋巴结，
  即可显露出髂内静脉。

- 向头侧游离，回到髂内外静脉的分叉处，使髂内静脉外侧充分显露出来。进一步游
  离到尾骨肌上缘附近（**图1-2-11**）。

图1-2-11 游离到尾骨肌上缘附近

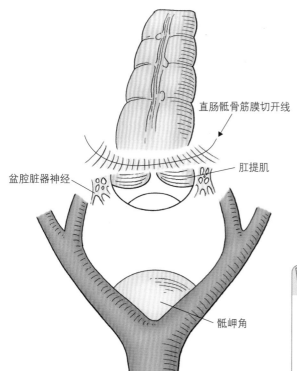

直肠骶骨筋膜切开线

肛提肌

盆腔脏器神经

骶岬角

> **技术要点**
>
> - 将膀胱侧面的腹膜切开线与直肠侧方的切开线连在
>   一起，左右对开，就可以从髂外动静脉内侧游离到
>   闭孔，一并清扫髂内动静脉周围的淋巴结（**图1-2-
>   12**）。

图1-2-12 髂外血管、髂内血管的游离与淋巴结清扫

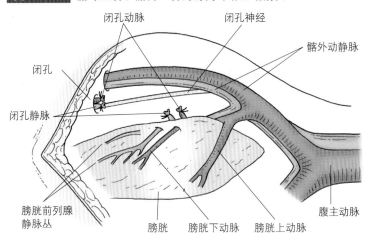

Step 7 髂内动脉处理（联合切除时）

- 髂内动脉清扫之后，在分出臀上动脉的尾侧，将髂内动脉双重结扎后离断（**图1-2-13**）。一开始就结扎髂内动脉，后续的游离操作出血会比较少。髂内静脉还不着急离断，有利于回流。

图1-2-13 结扎与离断髂内动脉

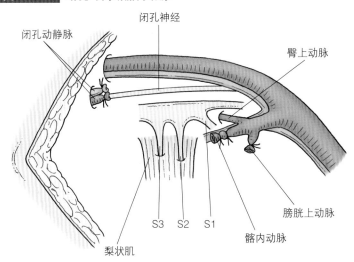

Step 8 直肠侧面、后面及髂内静脉的处理（联合切除时）

- 向膀胱侧腔继续游离。将从腹腔侧和髂骨侧流入髂内动静脉的血管逐一结扎、离断，在分出臀上静脉的尾侧离断髂内静脉。继续游离，将髂内动静脉在Alcock管内侧结扎、离断（**图1-2-14**）。

- 髂内静脉不离断时，需要逐一游离出膀胱上静脉和膀胱下静脉，从髂内静脉分支部进行结扎、离断。左右的梨状肌尾侧可见盆腔脏器神经，将其一并切除后显露出肛提肌。

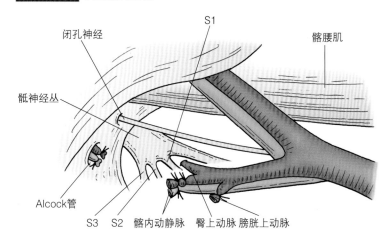

图1-2-14 离断髂内静脉

闭孔神经

S1

髂腰肌

骶神经丛

Alcock管

S3　S2　髂内动静脉　臀上动脉 膀胱上动脉

 技术要点

- 在游离出贯穿骶神经丛的臀下动静脉之后可以予以结扎、离断。继续结扎、离断向骶棘韧带后方走行的髂内动静脉的终末支——阴部内动静脉之后，盆壁的贯通支的处理就结束了。

Step 9 Santorini静脉丛的处理（图1-2-15）

- 使用血管凝固系统进行血管夹闭、离断是非常有用的。

- 对于男性，如果视野能够很好展开，则可以从腹侧离断尿道。打开膀胱前腔，仔细清扫前列腺周围脂肪组织，在接近正中处可见耻骨前列腺韧带和Santorini静脉丛。

- 接着处理阴茎背深静脉的浅支，显露左右的盆底内筋膜，从膀胱头侧到耻骨前列腺韧带之间用电刀切开前列腺外侧的盆底内筋膜。仔细地从前列腺上游离开肛提肌，直到显露出前列腺尖部和前列腺侧方。然后，在能看到脏层盆底内筋膜覆盖的阴茎背深静脉深支的地方，使用DVC专用钳夹闭盆底内筋膜离断端，在膀胱侧前列腺上连同阴茎背深静脉深支及周边的结缔组织一并夹闭。用2-0可吸收线进行缝扎，再在末梢侧进行一次同样的缝扎操作（proximal bunching）。

- 接着，尽量在前列腺尖部一侧进行DVC缝扎操作（distal bunching）。在近端结与远端结之间，从前向后用电刀从尿道正面离断。末梢侧断端出血时，用4-0 PDS缝线连续缝合，使断端封闭、止血。

- 接着，处理尿道两侧的组织，防止尿道回缩。拔除导尿管，末梢侧尿道务必要严实结扎。男性患者，尿道的处理对于防止术后的无效腔炎症是很重要的。切除前列腺尖部后侧，进行直肠尾侧的剥离。

- 对于女性患者，在耻骨后方剥离，将静脉丛全部留在切除侧，一直游离到骨盆出口，通过会阴操作，与外阴一起切除。

图1-2-15 会阴操作

ⓐ：男性患者。　　　　　　　　　　　　　　　　　ⓑ：女性患者。

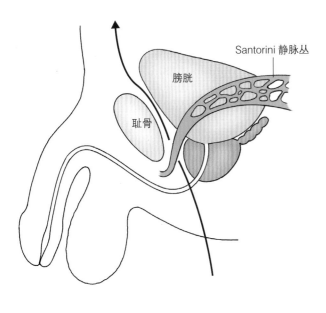
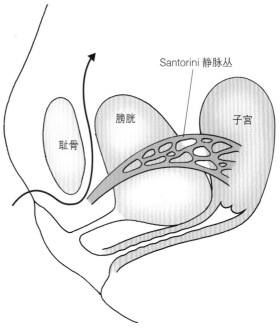

✅ **技术要点**

- 使用血管凝固系统进行细致的止血及离断。切开盆底内筋膜，用DVC专用钳将Santorini静脉丛从外侧一并夹住，进行缝扎。注意不要损伤静脉丛，特别是尿道周围的盆底横膈部。

Step10 会阴部操作（▶6、▶7）

- 患者采用截石位、头低位，双下肢尽量抬高，准备进行会阴操作。在进行会阴操作之前，为了防止术野污染，将肛门用2-0丝线荷包缝合两层进行封闭。
- 腹侧，男性在阴茎根部的下缘，女性在阴核的上缘或下缘，将外尿道口包括在切除范围内，侧方以坐骨结节内侧1cm处为参照标记，背侧以尾骨为参照标记，进行皮肤切开（**图1-2-16**）。用肛门牵开器广泛展开术野。
- 在背侧切开肛尾韧带（anococcygeal ligament）、臀大肌，以坐骨结节为指引切开坐骨直肠窝脂肪，离断穿过Alcock管的阴部内动静脉的分支（直肠下动静脉）。用安德森拉钩显露术野，离断肛提肌，以及深浅会阴横肌，与腹腔侧相通。
- 男性患者，则可在腹侧切开球状海绵体下缘，显露尿道，如果尿道已经从腹侧切开，则可与之"会师"。如果尿道没处理，在这个阶段将尿道缝扎、离断。进一步向耻骨下缘的深部游离，离断阴茎背静脉。以耻骨下缘为目标，延长背侧切开线，离断尿生殖膈。所有操作都在膀胱外侧的Santorini静脉丛外侧进行（**图1-2-17a**）。
- 女性的情况与男性不同，不需要处理尿道，以耻骨下缘为标志，在Santorini静脉丛外侧进行盆底隔的离断（**图1-2-17b**）。

视频6

扫视频目录页二维码

会阴操作

视频7

扫视频目录页二维码

标本切除（该视频为局部复发的直肠癌病例）

- 男女都容易引起耻骨背侧静脉出血。因此，多用血管凝固系统进行止血游离。沿着盆壁附着处切开肛提肌，切除盆腔内的脏器。

图1-2-16 会阴操作时的皮肤切开

ⓐ：男性患者。

ⓑ：女性患者。

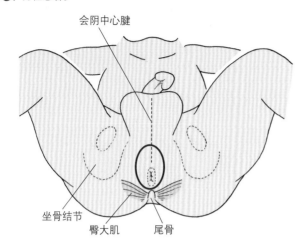
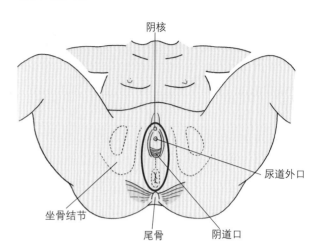

图1-2-17 会阴操作

ⓐ：男性患者。

ⓑ：女性患者。

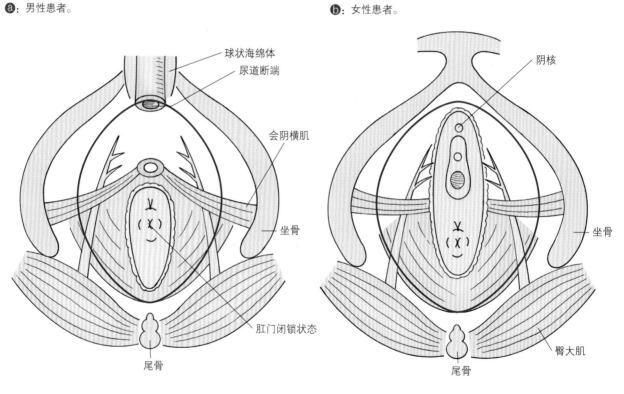

技术要点

· 使臀部、肛门部的皮肤处于紧绷状态，这对切开以及术野的展开很重要。尤其是肛门拉钩和安德森拉钩很有用。阴部内动静脉末梢游离可能造成出血增加，所以建议用血管凝固系统仔细止血、细心分离。标本切除后，将用碘伏稀释的生理盐水1000mL，采用50mL的宽嘴注射器，从会阴侧冲洗盆腔，防止感染。

Step 11 游离带蒂回肠导管

· 从回肠末端20~30cm的口侧游离20cm左右的带蒂回肠。保留一条回肠血管支，口侧的肠系膜尽量少裁剪，以保证血运良好。从口侧断端插入较粗的球囊导管，用肠钳夹住断端，用温生理盐水充分清洗、游离肠管腔，直到肠液完全消失。之后进行回肠端端吻合（用4-0 PDS缝线进行Albert-Lembert吻合），使回肠导管位于肠系膜后方，最后关闭肠系膜裂孔（**图1-2-18**）。

图1-2-18 游离带蒂回肠

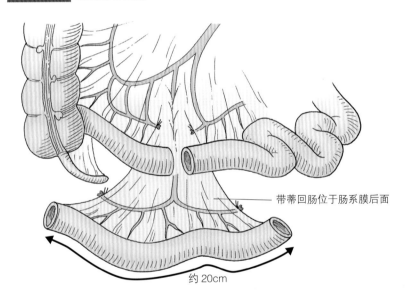

带蒂回肠位于肠系膜后面

约20cm

技术要点

· 决定回肠导管的位置时，要充分检查血管弓，确保小肠的血流充足。为防止盆腔感染联合继发性吻合口漏，应将回肠吻合口固定在肠系膜上，防止吻合口落入盆腔内。

视频8

扫视频目录页
二维码

制作回肠导管（该视频为局部复发的直肠癌病例）

- 回肠导管的口侧断端用4-0 PDS缝线采取Gambee法或Albert-Lembert法封闭。口侧断端起2~3cm的部位为左输尿管吻合口，左输尿管起3~4cm肛门侧为右输尿管吻合口。用电刀在吻合口回肠的浆肌层上切开一个直径约5mm的小口，黏膜层用眼科小剪刀切开。输尿管、回肠吻合用5-0 PDS缝线间断缝合8针，边距约2mm，间距约2mm。

- 后壁缝合后，留置一根6Fr输尿管支架于肾盂处。从回肠导管肛门侧断端用凯利钳抓住该输尿管支架，引到回肠导管内。

- 接着进行前壁吻合。为防止导管脱落，左右均在回肠导管开口处用4-0 PDS缝线各固定1针（**图1-2-19**）。回肠导管在腹腔内走行于盲肠背侧。事先一并游离盲肠到升结肠，使回肠导管系膜处于无张力状态。注意不要使导管弯曲或压迫输尿管。

- 在体表标记处切开约2cm的皮肤。腹直肌纵向切开3cm，将回肠导管断端引出，距离皮缘约3cm。正中切口关腹之后，外翻回肠导管，用4-0 PDS缝线皮内间断缝合固定黏膜全层于真皮层，使造口肠管高约1.5cm。

图1-2-19 制作回肠导管

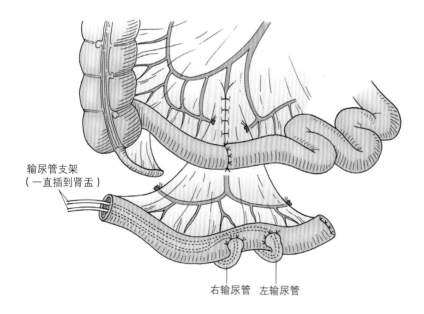

输尿管支架
（一直插到肾盂）

右输尿管　左输尿管

 技术要点

- 输尿管回肠吻合松紧要适度。右侧结肠需要充分游离开，防止回肠导管系膜紧张。输尿管支架要用可吸收线固定，以免脱落。

- TPE的侵袭性大，术后并发症的发生率较高。作为术后并发症的坏死性盆腔炎与难治性窦道延迟不愈合是最令人担心的。另外，笔者所在医院的回顾性研究结果表明（n=180），如果术后发生坏死性盆腔炎，LRRC长期预后结果不良。从2017年开始，笔者所在科室与整形外科医生合作开展用带蒂前外侧大腿皮瓣（ALT皮瓣）移植术进行盆底及会阴重建（**图1-2-20**）。

- 重建方法有多种，但股薄肌皮瓣可提取的肌肉组织较少，可能不足以填充TPE术后的盆底空腔。腹直肌皮瓣的肌肉容量比较大，是一种有用的皮瓣，但由于TPE在双造口时，有时会因腹壁下动静脉损伤而不能使用。另外，术后可能造成腹壁疝也是一个问题。与上述方法相比，ALT皮瓣由于具有股外侧肌，采集起来比较容易，而且可以确认盆腔缺损大小后调整其量。同时通过植入大腿筋膜，在缝合肌肉后，再用筋膜进行加固，可以防止发生盆底疝。这是腹直肌皮瓣、股薄肌皮瓣所没有的优点。

- 造口的TPE中，造口肠管均通过腹外斜肌和腹横肌，在手术过程中，通过切开腹直肌后鞘和前鞘，增加了腹壁造口旁疝的发生率。另外，由于腹部关闭切口的张力，导致腹壁疝的发生率上升，使用补片也会增加感染的发生风险等。使用ALT皮瓣当然没有这种顾虑。此外，ALT皮瓣与筋膜采集，可以缩短手术时间，通过筋膜缝到周围组织上可以进一步减少疝的发生风险（**图1-2-21**）。

图1-2-20 带蒂前外侧大腿皮瓣（ALT皮瓣）移植术用于重建盆底和会阴

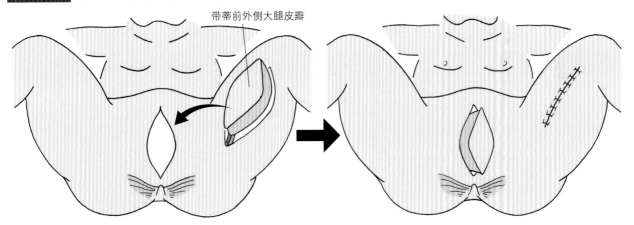

带蒂前外侧大腿皮瓣

图1-2-21 TPE术后8个月的创面

ⓐ：ALT皮瓣移植部位。
ⓑ：取皮瓣部位。

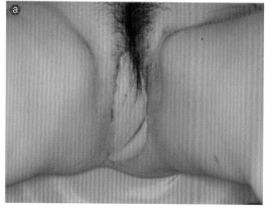
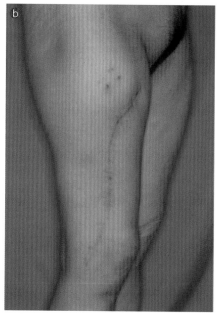

 技术要点

- 在盆底和会阴的重建中，制作ALT皮瓣时，游离了皮肤、脂肪、筋膜以及旋髂浅动脉以保证血流供给。在大肠外科医生制作回肠导管时，整形外科团队可以同时制作ALT皮瓣。这种双团队合作进行切除和重建的操作，有助于缩短手术时间，提高手术效率（**图1-2-1**）。

Step14 人造肛门

- 在左下腹部，根据人造肛门的皮肤标记，切开约2.5cm直径的类圆形皮肤，纵向切开腹直肌筋膜（腹直肌筋膜切口以第2指和第3指通过的大小为标准），把离断的乙状结肠口侧端从腹膜外隧道提到腹壁外，无须与腹直肌鞘固定。等正中切口关闭之后，外翻乙状结肠，用4-0 PDS可吸收线行间断的皮内缝合，固定肠管黏膜全层于皮肤真皮层，使造口肠管高度为1.5cm左右。

 技术要点

- 人造肛门以后腹膜路径为原则，希望能有效预防内疝造成的肠梗阻和造口旁疝。

视频9

扫视频目录页
二维码

关腹，造口（该视频为局部
复发的直肠癌病例）

I

应掌握的术式

Step 15 留置引流管，关腹，造口（▶9）

- 修补止血后，用2L生理盐水进行腹腔内冲洗。一般不用把大网膜填充进盆底。如果进行了ALT片状物填充，盆底的腹膜重建也无须考虑。
- 为了不使回肠导管、小肠过多地下沉到盆腔，将升结肠充分游离到肝曲附近，将肠管及肠系膜与壁腹膜缝合固定。
- 从右下腹开始向盆底留置一封闭式凹槽引流管。用0号PDS双线连续缝合肌层与腹膜层。用生理盐水冲洗皮下切口后，用4-0 PDS缝线连续缝合真皮层（**图1-2-22**）。

图1-2-22 造口

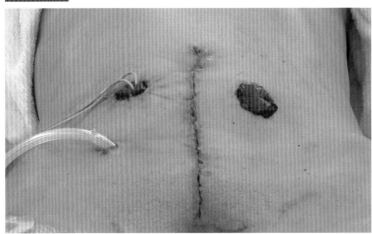

 技术要点

- 为了避免术后发生肠梗阻或坏死性盆腔炎导致的继发性吻合口漏，要将肠管以及肠系膜与腹膜缝合固定好，使回肠导管不至于掉入盆腔底。

参考文献

[1] Brunschwig A: Complete excision of pelvic viscera for advanced carcinoma; a one-stage abdominoperineal operation with end colostomy and bilateral ureteral implantation into the colon above the colostomy. Cancer 1948; 1: 177-183.

[2] Bricker EM: Pelvic exenteration. Adv Surg 1970; 4: 13-72.

[3] PelvEx Collaborative: Surgical and survival outcomes following pelvic exenteration for locally advanced primary rectal cancer: Results from an international collaboration. Ann Surg 2019; 269: 315-321.

[4] PelvEx Collaborative: Factors affecting outcomes following pelvic exenteration for locally recurrent rectal cancer. Br J Surg 2018; 105: 650-657.

[5] 加藤知行，平井 孝，金光幸秀，ほか：骨盤内臓全摘術.消外 2005;

28：755-763.

[6] 菅原光子：ストーマ位置決定の方法. ストーマリハビリテーション-実践と理論—, ストーマリハビリテーション講習会実行委員会編. 金原出版, 2006, p.109-113.

[7] 平井 孝，金光幸秀，小森康司：骨盤内臓全摘術. DS NOW No.5 直腸・肛門外科手術, 渡邉昌彦編. メジカルビュー社, 2009, p.166-181.

[8] Tanaka M, Kanemitsu Y, Shida D, et al: Prognostic impact of Intra-abdominal/Pelvic inflammation after radical surgery for locally recurrent rectal cancer. Dis Colon Rectum 2017; 60: 827-836.

[9] Londono-Schimmer EE, Leong AP, Phillips RK: Life table analysis of stomal complications following colostomy. Dis Colon Rectum 1994; 37: 916-920.

腹腔镜下盆腔脏器全切术

向井　俊贵
癌症研究会有明医院消化器中心大肠外科

前言

- 随着TME理念的导入、人们对直肠周围局部解剖认知的提高、手术技术和器械的持续改进，以及术前放疗和新辅助化疗的推广，近30年来直肠癌的疗效有了很大的改善。但是，目前仍有5%~9%的直肠癌局部复发，一旦复发，预后不良。另外，从解剖学的特征来看，直肠癌浸润前列腺、膀胱、骶骨等邻近脏器的情况也很常见。

- 盆腔脏器全切术（total pelvic exenteraion，TPE）对于伴有其他脏器浸润的原发直肠癌和复发直肠癌，是根治肿瘤的前提。另一方面，由于坏死性盆腔炎和术后麻痹性肠梗阻而导致患者长期住院，以及人造肛门和人工膀胱相关的并发症，且术后出现的慢性疼痛，这种长年累月的、不能消除的并发症也时刻困扰着患者，严重影响着患者术后的生活质量。因此，对于每个患者的手术适应证，有必要术前进行周密讨论和详细部署，在向患者本人充分说明手术并发症的基础上才能进行手术。

- 笔者所在的医院自1958年实施第一例直肠癌盆腔脏器全切术以来，积累了大量病例。近年来，通过术前化疗和术前放化疗与腹腔镜手术的结合，本手术逐渐成为既兼顾微创性、安全性，又达到根治性的治疗方法。本章主要对直肠癌的腹腔镜下盆腔脏器全切术的要点进行详细阐述。

腹腔镜下盆腔脏器全切术的历史

- 1948年，Brunschwig首次报道TPE，1950年，Appleby将其命名为直肠膀胱切开术（proctocystectomy）。另外，Bricker以盆腔脏器全切术为基础相继报道了一些临床病例。最初多针对妇科区域的恶性肿瘤，分为以下几种类型：联合切除膀胱、尿道和生殖器的前盆腔脏器全切术（anterior pelvic exenteration，APE）；联合切除直肠、肛门和生殖器的后盆腔脏器全切术（posterior pelvic exenteration，PPE）；保留会阴，联合切除膀胱、尿道、生殖器、直肠的上盆腔脏器全切术（supralevator pelvic exenteration，SPE）。

- 关于手术效果，Brunschwig在1960年报道了592例TPE的治疗效果，手术死亡率为17%，2年生存率为27%，5年生存率为17%。考虑到20世纪50年代直肠癌的5年生存率约为60%，当时TPE的效果很难说算是良好。

- 此后，通过人造肛门的改进和回肠导管的开发等手术技术的提高，以及术后管理的改善，TPE的治疗效果也逐步得到提高。在消化道区域，2009年石黑先生等报道了93例TPE用于治疗伴有器官浸润的直肠癌的结果，R0切除率为97%，术后30天内死亡2例（2.2%），5年生存率为52%。另外，Pomel团队在2003年首次报道了针对宫颈癌复发的腹腔镜下TPE（Lap-TPE）。此后，针对妇科癌和泌尿系癌的Lap-TPE偶有报道。针对消化道癌，2013年，笔者团队发表了对局部进展期直肠癌先进行术前辅助放化疗，后实施伴有侧方淋巴结清扫的Lap-TPE的病例报道。

- 腹腔镜手术的优点包括通过放大视野辨识人体的微细解剖，气腹压减轻微小静脉出血，手术创面达到最小化和减轻术后疼痛等。上原圭团队比较了58例开腹TPE和9例腹腔镜下TPE的短期疗效，发现腹腔镜下TPE组出血较少，Clavien Dindo3级以上的术后并发症发生率比较低，特别是盆腔炎发生率比较低，术后住院时间明显缩短。另外，Ogura等比较了13例腹腔镜下TPE和18例开腹TPE，称腹腔镜组虽然出血较少，但在术后并发症发生率、术后住院时间、出院后30天内的再住院率方面未发现有统计学上的差异。

- 这些报道不仅包括消化道癌，还包括妇科癌、复发癌、肉瘤以及GIST，但只要是熟练掌握了腹腔镜手术的术者和医院，Lap-TPE就可以安全开展。另外，近年来，由于以经肛全直肠系膜切除术（transanal total mesorectal excision，TaTME）为首的经肛门腹腔镜手术技术的发展，还可以同时开展经腹经会阴双团队的Lap-TPE，有望进一步缩短手术时间并减少出血量。

 手术适应证

- TPE的适应证：
  （1）除可以切除的肝、肺转移以外，没有远处转移的病例。
  （2）未发现髂外动脉浸润。
  （3）在需要骶骨联合切除的病例中，没有浸润S1神经及腰骶神经干。

     符合上述所有条件的病例。另外，手术对患者的术后生活质量影响也很大，因此患者的人生观和生活方式也是极为重要的考虑因素。在对人工造口，以及术后并发症进行充分的说明之后，即便是生活质量有所牺牲，也希望通过该手术达到根治性切除进而延长生命的患者，是该手术实施的必要条件。

- 至于手术入路需要根据肿瘤的位置而定。主病灶在直肠前壁、肿瘤浸润前列腺或膀胱时，由于侧方或后方可进行常规TME或侧方淋巴结清扫，因此可以优先选择腹腔镜手术。另一方面，复发癌或浸润骶骨前、坐骨棘、髂内动静脉主干的原发癌，不仅直肠背侧游离较为困难，而且需要联合骶骨、坐骨棘等骨盆壁的联合切除和梨状肌、骶结节韧带、骶棘韧带的离断。因此，如果选择腹腔镜下进行操作，则手术的难度会很大。近年来，由于柔凝止血等吸引止血装置的改进，术中出血和渗液的控制变得比以前容易多了，但腹腔镜手术的适应证必须综合肿瘤的大小、位置和术者的技术综合判断而慎重决定。

 腹腔镜下盆腔脏器全切术所需掌握的解剖学知识

- TPE是直肠癌的全系膜切除术（total mesorectal excision，TME）和侧方淋巴结清扫，以及男性的阴茎背静脉复合体（dorsal vein complex，DVC）安全处理的技术，3种技术合为一体的高技术手术。本章主要介绍侧方淋巴结和前列腺、尿道周围的解剖。

▶▶ 侧方淋巴结清扫所必须掌握的解剖

- TPE与常规的侧方淋巴结清扫不同，需要把腹下神经、盆腔脏器神经、NVB全部切除。保留的仅仅是输尿管和髂内动静脉干、闭孔神经、腰骶神经干。术前影像学检查可以立体呈现血管和神经的走行，这是很有必要的。

- 左侧区域的解剖如**图1-3-1**所示。首先髂内动脉分出臀上动脉。该动脉向背侧臀大肌走行，因此有时在手术中无法确认。紧接着向腹侧分出脐动脉，内侧分出膀胱上动脉，外侧分出闭孔动脉。这些血管有时也会共干。再分出膀胱下动脉、直肠中动脉，最后从梨状肌下孔延伸到骨盆外。

- 髂内静脉在髂内动脉的外背侧，从髂总静脉分出，多走行于髂内动脉的背内侧。分出膀胱上静脉、闭孔静脉、膀胱下静脉，最后与动脉伴行进入梨状肌下孔。静脉的变异比动脉多，特别是髂内静脉主干的重复率为20%～40%。

- 闭孔神经由第2～4腰神经的腹侧支组成，在腰大肌内侧汇合后下行，在骶髂关节的高度从腰大肌的内侧缘开始，通过髂内静脉、髂外静脉分叉的背侧，在闭孔区域的脂肪组织内向闭孔走行。通过闭孔内肌分为前、后两支，但也有少数在进入闭孔前就分支。闭孔神经的中枢侧、背侧有由第4、5腰神经组成的腰骶神经干走行。在臀上动脉外侧与第1骶神经汇合，再与第2～4骶神经汇合，在梨状肌前面形成骶神经丛。

- 臀上动脉是寻找第1骶神经的非常好的解剖标志。骶神经丛从梨状肌下孔穿过坐骨大孔到盆腔外，成为坐骨神经。

图1-3-1 侧方淋巴结清扫所需掌握的解剖结构

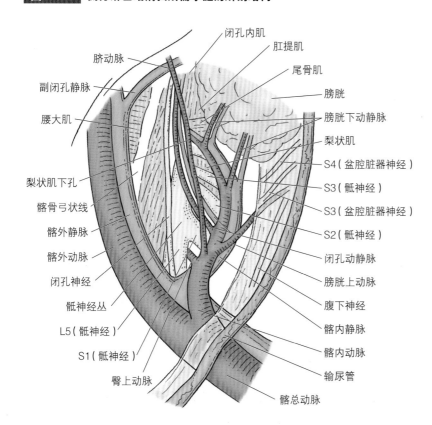

▶▶ 处理阴茎背静脉复合体（DVC）、尿道所需掌握的解剖

- 前列腺的远端称为前列腺尖部，近端称为前列腺底部。尿道从前列腺尖部伸出，穿过左右耻骨直肠肌（肛提肌）和尿生殖膈。这段尿道被称为尿道隔膜部。尿道隔膜部的腹侧有阴茎背静脉走行。该血管与骨盆外的阴部内静脉汇合形成DVC，再与前列腺外侧和膀胱回流的静脉汇合，向髂内静脉回流（**图1-3-2**）。

- 前列腺通过耻骨前列腺韧带与骨盆固定。耻骨前列腺韧带是骨盆筋膜腱弓（肛提肌腱弓）的延续，从耻骨联合下端伸出，附着于前列腺尖部。附着程度因人而异，Choi等将其分为6型。骨盆筋膜腱弓是前列腺筋膜和肛提肌筋膜的融合部，具有白色光泽、相对较为肥厚的组织，从耻骨前列腺韧带伸出，到达坐骨棘（**图1-3-3**）。

图1-3-2 阴茎背静脉复合体（DVC）、尿道与耻骨前列腺韧带的关系（腹腔侧）

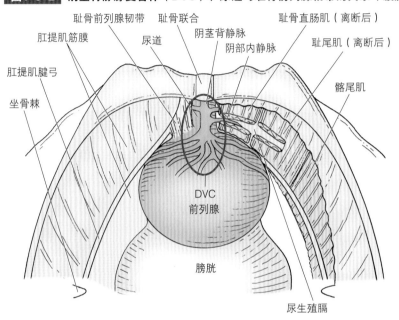

图1-3-3 骨盆筋膜腱弓（肛提肌腱弓）的构造

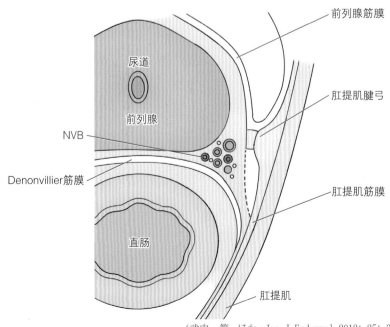

（武中　篤，ほか：Jpn J Endourol 2012；25：31-6. を参考に作成）

- 对恶性肿瘤的手术可以用"做减法"来比喻。首先，为了能整块切除肿瘤，要设定一个足够的切除区域，从中减去必须保留的组织，这样就明确了切除范围。近年来，随着术前影像诊断精度的提高，术前的术野设定可精细到一张膜的水平。术中很难判断肿瘤的硬度和炎症导致的组织纤维化，此时很可能会切到肿瘤。原则上术前决定的切除线，在术中不要随意改变。

- 腹腔镜手术有利于从前向后、从背侧向腹侧的方向进行操作，但由于腹腔镜和手术钳的活动区域，从深处向眼前的操作和跨越大的器官组织向下看的操作比较受限。必须充分认识到腹腔镜手术的独特优点来设定与开腹手术不一样的手术流程。

- 综上所述，典型的Lap-TPE可按以下步骤进行。假设该病例是伴有前列腺浸润的下段直肠癌，盆腔侧壁和后壁没有浸润，此时应按照以下步骤进行手术。

Step 1 采用内侧入路，离断肠系膜下动脉

- 在确认没有不可切除的因素之后，内侧游离切开乙状结肠系膜，确认肠系膜下动脉根部后予以离断。由内向外游离降结肠系膜，离断肠系膜下静脉和左结肠动脉。由于人造肛门是后腹膜路径，所以从外侧游离降结肠时，要注意确认皮肤造口标记，以免游离了过多的肠管（▶1）。

Step 2 切除上腹下神经丛和游离直肠后间隙（图1-3-4）

- 在髂总动脉分叉的高度离断上腹下神经丛，进入腹下神经前筋膜的背侧层。在进行主动脉分叉处淋巴结（No.280）、骶正中淋巴结（No.270）、髂总淋巴结（No.273）切除时，需要切断骶正中动静脉，并游离出髂总静脉。

- 尽量向尾侧游离直肠后间隙。游离过程中调整镜头，保证将骶正中静脉放在中间，注意不要旋转，防止误伤到周围的髂内静脉，造成不必要的出血（▶1）。

Step 3 确认输尿管和切除外侧缘（图1-3-5）

- 无论左右，从哪侧开始都可以，但笔者多从右侧开始。术者站立在患者右侧（p.38，＊1）。

- 沿着髂外动脉前面切开腹膜。在尾侧方向，男性离断输精管，女性离断子宫圆韧带，将切开线延长到膀胱侧面。在头侧方向，确认髂外动脉前面交叉的输尿管并予以游离（图1-3-5a）。为了防止术后输尿管狭窄，注意尽量让输尿管周围的微细血管附着在输尿管上，一并游离。

- 在髂外动脉内侧确认髂外静脉（图1-3-5b），沿着静脉向尾侧、背侧进行游离。输精管的位置就是副闭孔静脉流入髂外静脉的位置，因此要注意避免损伤。另外，在该部位，来自腹股沟管的淋巴管流入闭孔淋巴结区域，为了预防淋巴漏，建议用夹子或血管凝固装置进行凝固处理。助手向外侧轻压髂外静脉使之稍微向外旋转，如果力度过强则可能损伤静脉，需要注意动作不要太粗暴。髂外静脉的下缘是清扫的外侧边界，以显露腰大肌为解剖标记。

视频1

扫视频目录页
二维码

肠系膜下动脉离断——直肠
后间隙游离

图1-3-4 离断上腹下神经与游离直肠后间隙

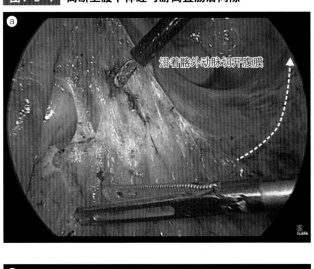

沿着髂外动脉切开腹膜

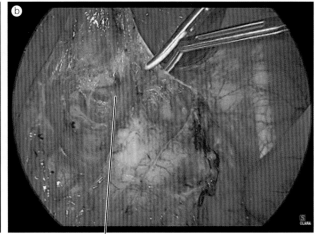

上腹下神经丛

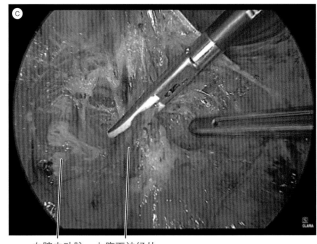

左髂内动脉　上腹下神经丛

左髂内动脉　　　骶正中静脉　　　右输尿管

图1-3-5 确认输尿管和切除外侧缘（右）

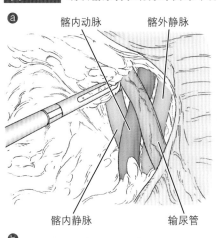

髂内动脉　　髂外静脉

髂内静脉　　输尿管

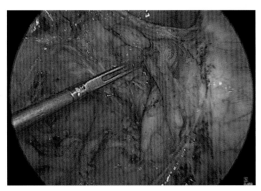

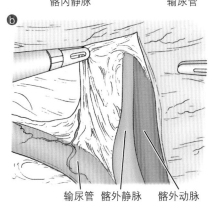

输尿管　髂外静脉　髂外动脉

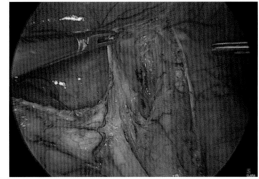

图1-3-5 确认输尿管和切除外侧缘（右）

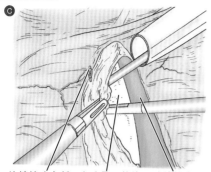

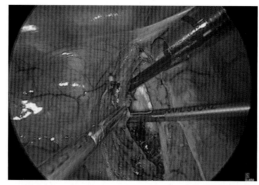

输精管（离断面）髂骨弓状线　髂外静脉

腹股沟淋巴管　副闭孔静脉　髂外静脉

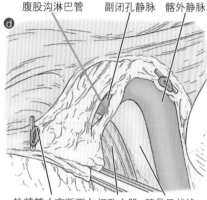

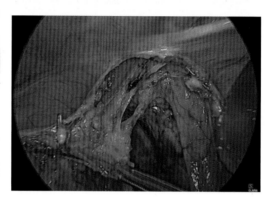

输精管（离断面）闭孔内肌　髂骨弓状线

- 沿着腰大肌向尾侧游离，就会自然而然地显露髂骨弓状线（**图1-3-5c**），在其尾侧、内侧可见闭孔内肌（**图1-3-5d**）。仔细处理穿透闭孔内肌和腰大肌的小血管分支，向中枢侧游离髂外静脉（**2**）。

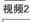

视频2

扫视频目录页
二维码

确定切除的外侧边界

---

　*1术者的站位

- 与侧方淋巴结清扫时一样，进行右侧淋巴结清扫时，术者站在患者左侧，就能以与左侧相同的术野展开方式进行手术，但由于与镜头的位置关系，观察到电刀尖端变得困难的情况会增加。另外，在输尿管游离时，助手会因为镜像效应而需要时间来磨合。因此，笔者在做右侧游离时，也是站在患者的右侧，用左手控制髂外静脉来进行淋巴结清扫。

Step 4 确认闭孔神经和清扫闭孔淋巴结（图1-3-6）

- 将髂内静脉、髂外静脉分叉处设为闭孔淋巴结（No.283）的清扫上缘（**图1-3-6a**）。为预防淋巴漏，向静脉分叉处背侧走行的淋巴管应用夹子夹闭或用超声刀凝固离断。淋巴管背侧有闭孔神经走行，为防止误切，应先确认神经（**图1-3-6b**）。
- 沿着闭孔神经切开闭孔淋巴结处脂肪的薄弱部分，到达闭孔内肌（**图1-3-6c**），可在闭孔神经内侧确认闭孔动静脉（**图1-3-6d**）。在不损伤副闭孔静脉的同时切断闭孔动静脉（**3**）。

视频3

扫视频目录页
二维码

确认闭孔神经和清扫闭孔淋巴结

图1-3-6 确认闭孔神经与清扫右侧No.283淋巴结

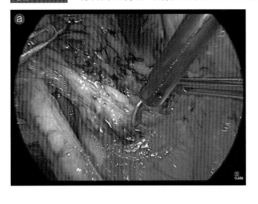

闭孔内肌

输尿管　髂内动脉　髂外静脉

闭孔神经　　淋巴管（离断面）　　　　　　　闭孔内肌　髂骨弓状线

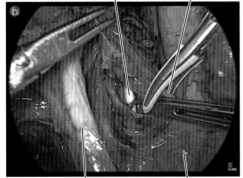
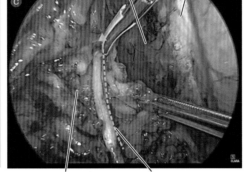

输尿管　　　　　　髂外静脉　　　　　　　　闭孔神经　　沿着闭孔神经周围的脂肪切开

输精管断面 闭孔动静脉　闭孔

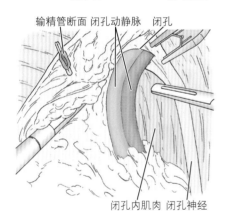
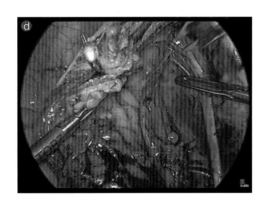

闭孔内肌肉　闭孔神经

Step 5　处理髂内血管和清扫髂内淋巴结（图1-3-7）

· 在闭孔神经背侧走行的骶神经丛前面是清扫的底面。

· 清扫淋巴结时，需要把神经前面的膜完整地保留下来。横穿神经的血管大多要保留下来。

· 沿着髂内动脉、髂外动脉分叉部向髂内动脉表面进行游离（**图1-3-7a**），游离出脐动脉、闭孔动脉、膀胱上动脉的根部后，逐一离断（**图1-3-7b**）。动脉附近经常有静脉伴行。由于髂内静脉多在髂内动脉背侧偏内侧走行，有时无法确认伴行的静脉根部，但如果不小心离断了静脉，断端会缩回深部，导致止血困难，所以要小心游离后夹闭、离断静脉（**图1-3-7c**）。

· 切除膀胱下动静脉和直肠中动脉后到达梨状肌下孔，显露出尾骨肌和作为肛提肌一部分的髂尾肌，侧方淋巴结清扫就结束了（**图1-3-7d**，▶ **3**）。

I

应掌握的术式

图1-3-7 髂内血管的处理和清扫髂内淋巴结（右）

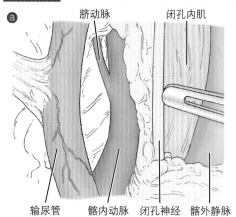

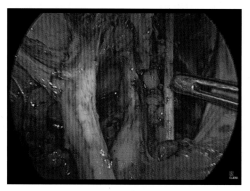

a

脐动脉　闭孔内肌

输尿管　髂内动脉　闭孔神经　髂外静脉

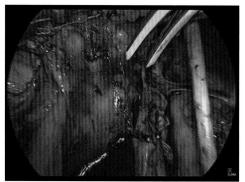

b

膀胱下动脉　髂内静脉　闭孔神经

输尿管　脐动脉　髂内动脉　闭孔动脉　腰骶神经干
断端　　　　　　断端

c

输尿管　膀胱下动脉　闭孔神经
断端

膀胱下静脉　髂内静脉　髂内动脉　腰骶神经干
断端

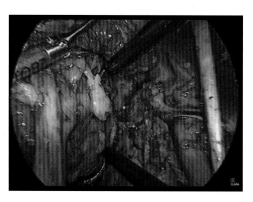

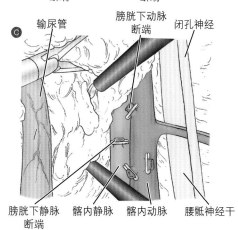

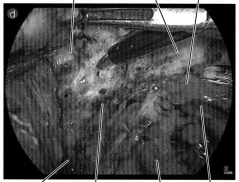

d

髂尾肌　尾骨肌　梨状肌下孔

S4断端　膀胱下静脉　髂内静脉　髂内动脉
断端

Step 6 离断盆腔神经丛和显露坐骨直肠窝脂肪（图1-3-8）

- 侧方操作结束后，与后壁剥离之间的盆腔神经呈屏风状残留。边切开，边向盆底推进剥离（**图1-3-8a、b**）。在会阴通过触诊确认尾骨，在尾骨前端离断耻骨尾骨肌。但是，应根据肿瘤的位置联合切除尾骨。

- 肛提肌的离断也可以使用手术电刀，但使用超声刀凝固系统更容易控制出血。确认坐骨直肠窝脂肪后，向侧壁方向提高髂骨尾骨肌，并到达肛提肌腱弓（**图1-3-8c**）。左右输尿管和乙状结肠在这个部位离断（p.42，*2）。在这里也同时开始会阴操作。

- 采用双重荷包法缝合封闭肛门，纺锤状切开会阴皮肤。沿环周切开的皮下安置肛门牵开器就能确保良好的术野。首先在背侧边确认尾骨，边使其与腹腔内相连（图**1-3-8d**）。左右是耻骨下支和闭孔内肌，从后壁连续进行离断。前壁朝向耻骨体切开尿生殖膈，可以确认尿道（4）。

视频4

扫视频目录页
二维码

离断盆腔神经丛与显露坐骨
直肠窝脂肪

图1-3-8 离断盆腔神经丛和显露坐骨直肠窝脂肪

离断盆腔脏器神经

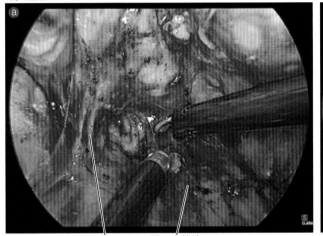

S4　　骶正中静脉

游离到盆底

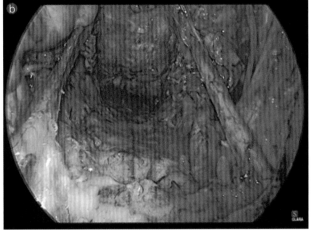

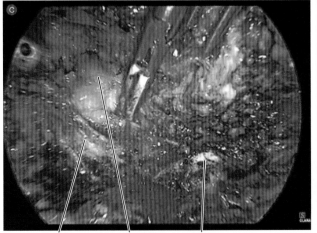

髂尾肌　坐骨直肠窝脂肪　尾骨

与会阴切口相连

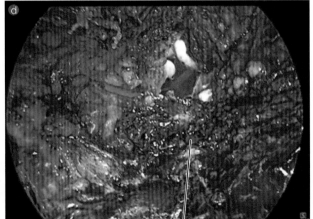

尾骨

*2离断输尿管

- 输尿管多在手术后期离断，但如果影响术野，应尽早离断。这种情况下，将6Fr输尿管支架插入输尿管，通过左右两侧的5mm戳卡边缘间隙引出至体外。插入支架时不要将输尿管完全离断，而要将输尿管切开一半，这样容易插入输尿管支架。另外，缝合1针固定输尿管和支架，防止脱落。

Step 7 开放膀胱前腔和离断肛提肌（图1-3-9）

- 沿耻骨梳从膀胱侧腔开放膀胱前腔，完全游离膀胱（**图1-3-9a**）。这样做的话，膀胱会下垂，妨碍术野，所以最好在侧方和后壁的操作结束后进行。

- 切开髂尾肌，使肛提肌腱弓内侧与后壁相连（**图1-3-9b、c**），显露出坐骨直肠窝脂肪。切开耻骨尾骨肌，绕过前壁，沿着前列腺切开耻骨前列腺韧带及耻骨直肠肌。当肿瘤接近前列腺尖部时，沿着耻骨切开耻骨前列腺韧带更容易确保与肿瘤的间隙。由于耻骨前列腺韧带的宽度和附着部位的长度因人而异，有时很难完全切开。将左右耻骨前列腺韧带切开，正中留下DVC和尿道（**图1-3-9d**，5）

视频5

扫视频目录页二维码

离断肛提肌，显露尿道

图1-3-9 开放膀胱前腔和离断肛提肌（左）

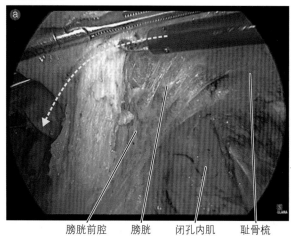

膀胱前腔　膀胱　闭孔内肌　耻骨梳

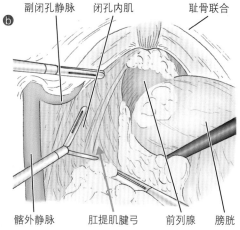

副闭孔静脉　闭孔内肌　　耻骨联合

髂外静脉　肛提肌腱弓　前列腺　膀胱

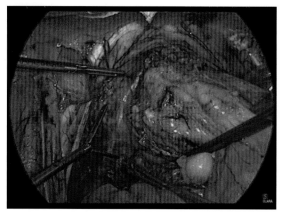

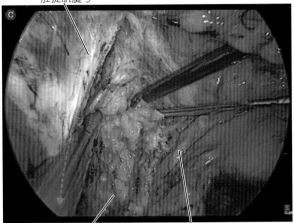

图1-3-9 开放膀胱前腔和离断肛提肌（左）

肛提肌腱弓

坐骨直肠窝脂肪　　　髂尾肌离断面

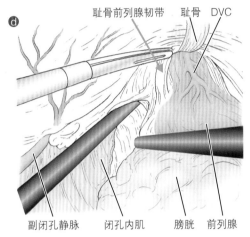

耻骨前列腺韧带　　耻骨　DVC

副闭孔静脉　闭孔内肌　膀胱　前列腺

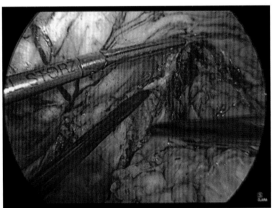

Step 8 处理DVC和离断尿道（图1-3-10）

· DVC在开腹手术时使用专用钳或缝扎进行处理，而腹腔镜手术多采用柔凝、双极
或高频电极烧灼后用血管凝固装置切开（**图1-3-10a、b**）。从会阴侧切开尿生
殖膈，只留下尿道（**图1-3-10c、d**）。从会阴侧离断尿道，就可以完整切除肿瘤
（**图1-3-11**）（p.43，＊3）。

· 充分冲洗后，确认是否有出血。髂内静脉周围和耻骨表面的出血即便是少量的，日
后也有可能形成大的血肿，所以要通过烧灼和结扎来确切止血。关闭会阴切开主要
缝合皮肤层和皮下组织层，缝合两层。缺损较大时考虑采用大网膜、臀大肌、股薄
肌、腹直肌皮瓣填充（▶5）。

✔ **＊3离断尿道**

· 尿道的离断也可以从腹腔侧进行，但腹腔镜手术时，因戳卡位置和耻骨的关
系，手术钳和自动切割闭合器的活动区域受到很大的限制，因此，如**图1-3-
12**所示，很难离断尿道远端，根据肿瘤位置的不同，会造成断端阳性的可能。
因此，建议从会阴侧离断尿道。

图1-3-10 处理DVC与离断尿道

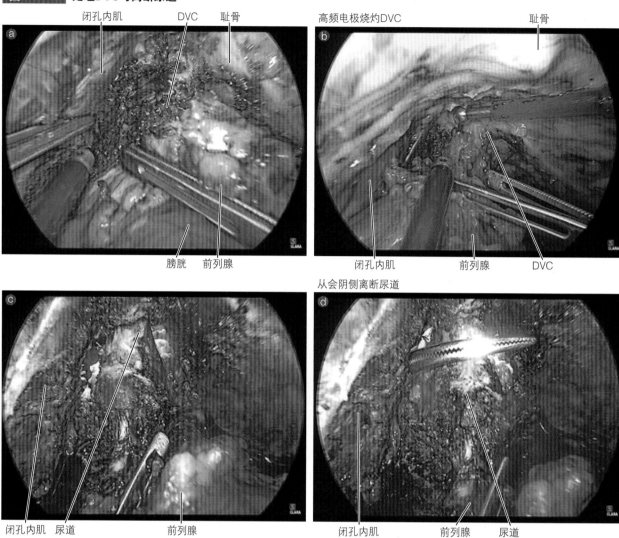

a

闭孔内肌　　DVC　　耻骨

膀胱　　前列腺

b

高频电极烧灼DVC　　耻骨

闭孔内肌　　前列腺　　DVC

c

闭孔内肌　尿道　　前列腺

从会阴侧离断尿道

d

闭孔内肌　　前列腺　　尿道

图1-3-11 肿瘤切除后

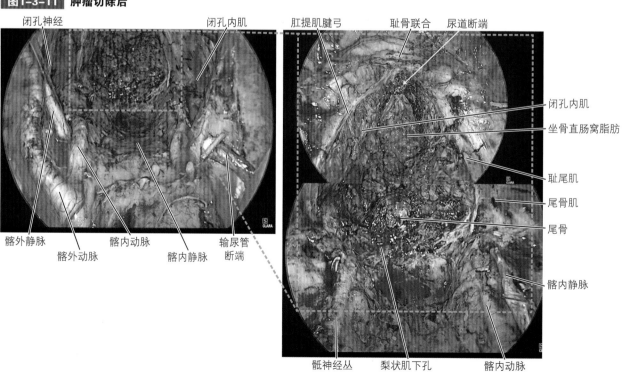

闭孔神经　　闭孔内肌

髂外静脉　髂内动脉　　输尿管
　髂外动脉　　髂内静脉　断端

肛提肌腱弓　耻骨联合　尿道断端

闭孔内肌

坐骨直肠窝脂肪

耻尾肌

尾骨肌

尾骨

髂内静脉

骶神经丛　　梨状肌下孔　　髂内动脉

图1-3-12 腹腔侧和会阴侧尿道游离线的差异

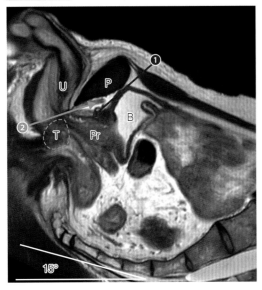

❶：腹腔侧游离线
❷：会阴侧游离线

B：膀胱
P：耻骨
Pr：前列腺
U：尿道
T：肿瘤

Step *9* 重建、关腹

· 如果有必要，则追加输尿管游离，小开腹下重建回肠导管。从腹膜外上提乙状结肠到造口皮肤处，从腹腔侧留置盆底引流管一根。

⬤ 术后管理

· 术后应该注意的并发症是坏死性盆腔炎和尿路感染、输尿管狭窄。

⬤ 坏死性盆腔炎

· 术后炎症反应一度好转，然而在第7天左右再次恶化，并伴有发热等症状，应怀疑是坏死性盆腔炎，应通过抽血和CT检查进行诊断。

· 如果盆底有引流不充分的液体潴留，应打开会阴创面，用生理盐水或自来水冲洗。会阴侧有引流管的情况下，可以予以拔除。会阴创面的切开时间过晚的话，会引起继发性的麻痹性肠梗阻，血管断端会出现迟发性破裂，造成腹腔内出血。另外，在进行骨盆壁联合切除的病例中也可能会引起骨髓炎，所以要毫不犹豫地打开创面引流。

⬤ 尿路感染、输尿管狭窄

· 回肠导管容易造成逆行性尿路感染。尿量少的情况下需要确认导管是否阻塞或追加补液，发热的情况下需要使用抗生素或更换输尿管。另外，反复尿路感染的情况下，有必要评估输尿管狭窄与否。

· 为了预防输尿管狭窄，在游离输尿管时应尽量保留输尿管周围的血管，术前进行过放化疗的病例应注意不要将照射范围内的输尿管用于吻合。

⬤ 治疗效果

· 2005—2019年针对原发/复发直肠癌实施的55例盆腔脏器全切术中，39例为腹腔镜手术（原发癌27例、复发癌12例）。手术时间和出血中位数分别为750min和949min，950mL和655mL，约半数病例进行了输血。术后第7天开始进普食。2级以上的术后并发症在60%以上，麻痹性肠梗阻较多，一般这种患者术后住院天数在30天以上。原发癌的R0切除率为96%，复发率为92%（**表1-3-1**）。原发癌的5年生存率为62%，无复发生存率为67%，局部无复发生存率为95%，复发癌的复发切除后5年生存率为67%，5年无复发生存率为50%（**图1-3-13**、**图1-3-14**）。

表1-3-1 近期效果

	原发（n=27）	复发（n=12）
术式		
TPE	15	10
APE	9	0
TPES	3	2
手术时间（min）（中位数）（IQR）	750（612～880）	949（759～1112）
出血（mL）（中位数）（IQR）	950（480～1630）	655（227～1957）
输血（%）	14（52）	5（42）
中转开腹率（%）	3（11.1）	1（8.3）
开始普食（天）（中位数）（IQR）	7（6～10）	9.5（7～15）
术后并发症		
>2级	18（66.6）	10（83.3）
>3级	12（44.4）	2（16.6）
术后死亡	0	0
术后入院天数（天）（中位数）（IQR）	32（26.5～54.0）	44.5（29～52）
R0切除率（%）	26（96.2）	11（91.7）

图1-3-13 远期预后（原发癌27例）

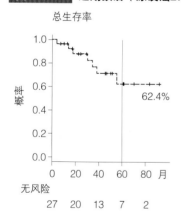
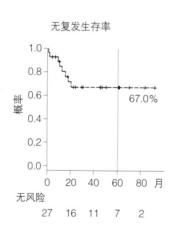
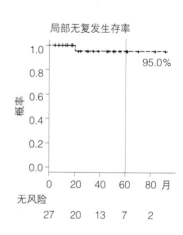

图1-3-14 预后（复发癌12例）

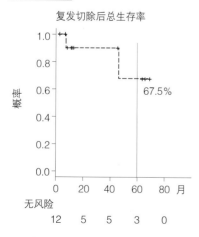
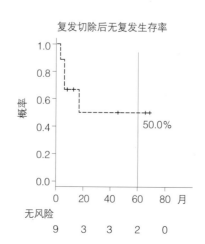

结语

· 本章介绍了针对直肠癌的腹腔镜下盆腔脏器全切术。虽说是微创腹腔镜手术，但本术式对患者的精神和身体影响巨大。要慎重选择适应证，在充分了解盆腔解剖和熟练掌握腹腔镜手术技术的基础上安全地开展该手术。

参考文献

[1] Zollinger RM Jr.: Atlas of surgical operations, 7th ed. McGraw-Hill, 1993.

[2] Brunschwig A: Complete excision of pelvic viscera for advanced carcinoma; a one-stage abdominoperineal operation with end colostomy and bilateral ureteral implantation into the colon above the colostomy. Cancer 1948; 1: 177-183.

[3] Appleby LH: Proctocystectomy; the management of colostomy with ureteral transplants. Am J Surg 1950; 79: 57-60.

[4] Bricker EM: Bladder substitution after pelvic evisceration. Surg Clin North Am 1950; 30: 1511-1521.

[5] Rodriguwz-Bigas MA, Petrelli NJ: Pelvic exenteration and its modifications. Am J Surg 1996; 171: 293-298.

[6] Brunschwig A, Daniel W: Pelvic exenteration operations: with summary of sixty-six cases surviving more than five years. Ann Surg 1960; 151: 571-576.

[7] Lange MM, Rutten HJ, van de Velde CJH: One hundred years of curative surgery for rectal cancer: 1908-2008. Eur J Surg Oncol 2009; 35: 456-463.

[8] Ishiguro S, Akasu T, Fujita S, et al: Pelvic exenteration for clinical T4 rectal cancer: oncologic outcome in 93 patients at a single institution over a 30-year period. Surgery 2009; 145: 189-195.

[9] Pomel C, Rouzier R, Pocard M, et al: Laparoscopic total pelvic exenteration for cervical cancer relapse. Gynecol Oncol 2003; 91: 616-618.

[10] Martinez A, Filleron T, Vitse L, et al: Laparoscopic pelvic exenteration for gynaecological malignancy: is there any advantage? Gynecol Oncol 2011; 120: 374-379.

[11] Kaufmann OG, Young JL, Sountoulides PS, et al: Robotic radical anterior pelvic exenteration: the UCI experience. Minim Invasive Ther Allied Technol 2011; 20: 240-246.

[12] Ferron G, Querleu D, Martel P, et al: Laparoscopy-assisted vaginal pelvic exenteration. Gynecol Oncol 2006; 100: 551-555.

[13] Mukai T, Akiyoshi T, Ueno M, et al: Laparoscopic total pelvic exenteration with en bloc lateral lymph node dissection after neoadjuvant chemoradiotherapy for advanced primary rectal cancer. Asian J Endosc Surg 2013; 6: 314-317.

[14] Uehara K, Nakamura H, Yoshino Y, et al: Initial experience of laparoscopic pelvic exenteration and comparison with conventional open surgery. Surg Endosc 2016; 30: 132-138.

[15] Ogura A, Akiyoshi T, Konishi T, et al: Safety of laparoscopic pelvic exenteration with urinary diversion for colorectal malignancies. World J Surg 2016; 40: 1236-1243.

[16] Aiba T, Uehara K, Mukai T, et al: Transanal extended rectal surgery with lateral pelvic lymph node dissection. Tech Coloproctol 2018; 22: 893-894.

[17] Kondo A, Nishizawa Y, Tsunemori H, et al: Use of a linear stapler for urethral and dorsal vein complex transection during laparoscopic total pelvic exenteration in rectal cancer. Tech Coloproctol 2019; 23: 487-490.

[18] Hasegawa S, Kajitani R, Matsumoto Y, et al: Combined laparoscopic and transperineal endoscopic total pelvic exenteration for local recurrence of rectal cancer. Tech Coloproctol 2020; 24: 599-601.

[19] Mukai T, Nagasaki T, Akiyoshi T, et al: Staple-transection of the dorsal venous complex and urethra in cooperative laparoscopic and transperineal endoscopic total pelvic exenteration for pelvic malignancies. Asian J Endosc Surg 2021. doi: 10.1111/ases.12932.

[20] LePage PA, Villavicencio JL, Gomez ER, et al: The valvular anatomy of the iliac venous system and its clinical implications. J Vasc Surg 1991; 14: 678-683.

[21] Kanjanasilp P, Ng JL, Kajohnwongsatit K, et al: Anatomical variations of iliac vein tributaries and their clinical implications during complex pelvic surgeries. Dis Colon Rectum 2019; 62: 809-814.

[22] Choi HM, Jung SY, Kim SJ, et al: Clinical anatomy of the puboprostatic ligament for the safe guidance for the prostate surgery. Urology 2020; 136: 190-195.

[23] 武中 篤, 森寛修一, 八尾昭久, ほか: 機能温存泌尿器科手術のための骨盤内解剖. Jpn J Endourol 2012; 25: 31-36.

消化外科医生眼中的诀窍：直肠联合子宫切除术的要点

渡边 纯

横滨市立大学附属市民综合医疗中心消化病中心外科

 前言

直肠癌手术如果保留自主神经功能，从肿瘤学的观点来看则需要保证环周切缘阴性（circumferential resection margin，CRM）和远端切缘阴性（distal margin，DM）。女性的直肠周围被子宫、阴道、卵巢及输卵管、膀胱、输尿管等重要脏器包围，肿瘤浸润时为了确保CRM，需要联合切除周围器官。

联合切除周围器官时，必须掌握周围器官的解剖学知识。根据肿瘤的大小和浸润部位决定游离的顺序，不能拘泥于从一个方向进行游离，必须从左右、前后、内外等多个方向进行游离。如果术前影像学诊断（CT、MRI等）及术中诊断均怀疑有直接子宫浸润，应进行子宫联合切除。如果是绝经后的患者，联合切除子宫附件更容易达到根治性，且也容易掌握解剖学构造。本章主要介绍直肠癌浸润子宫的联合切除的手术技巧。

 手术所必须掌握的解剖学知识

▶▶ **卵巢的支撑组织和血管走行**

· 在卵巢表面覆盖着由前后两叶腹膜合在一起形成的卵巢系膜与子宫阔韧带相连。这个连接部分上方的子宫阔韧带被称为输卵管系膜，与子宫之间由卵巢固有韧带相连。另外，从骨盆内侧壁发出的骨盆漏斗韧带像绳状结构，向外侧牵拉固定卵巢。

· 在卵巢附近有输卵管开口，称为输卵管伞部。卵巢固有韧带内有子宫动脉的卵巢支。卵巢悬韧带里有卵巢动静脉走行，在卵巢系膜内形成吻合，卵巢由这两条血管营养（**图1-4-1**）。

▶▶ **子宫的支撑组织和血管走行**

· 子宫体由子宫圆韧带固定在前方。子宫颈部在前方由膀胱子宫韧带固定，侧方由主韧带固定，后方由子宫骶骨韧带固定，需要注意的是，这与消化外科领域使用的解剖用语不同。

· 由髂内动脉分出的子宫动脉横穿输尿管前方，子宫支营养子宫底和子宫体，阴道支营养子宫颈部和阴道部。如果过于远离子宫壁处理子宫动脉，需要注意可能会损伤输尿管。通常，对乙状结肠癌、直肠癌进行子宫联合切除时，只要沿着子宫壁切除就足够了，多选择在子宫动脉远离输尿管、紧贴子宫壁处进行离断即可（**图1-4-2**）。

图1-4-1 卵巢的支撑组织与血管走行

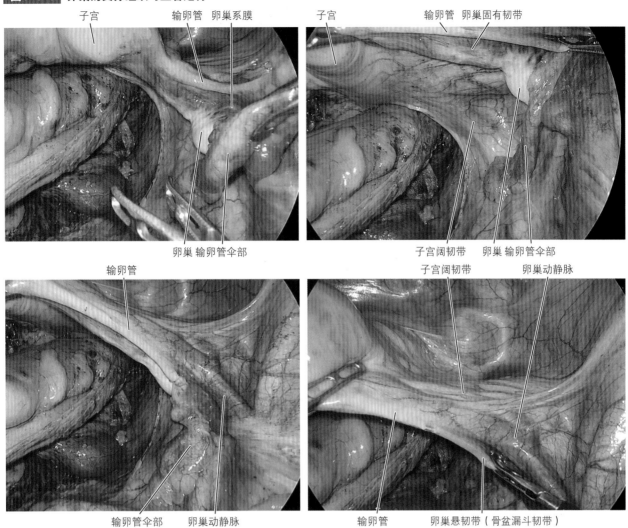

子宫　输卵管　卵巢系膜　　　子宫　输卵管　卵巢固有韧带

卵巢　输卵管伞部　　　子宫阔韧带　卵巢　输卵管伞部

输卵管　　　　　　　　子宫阔韧带　　卵巢动静脉

输卵管伞部　卵巢动静脉　　　输卵管　卵巢悬韧带（骨盆漏斗韧带）

图1-4-2 子宫的支撑组织与血管走行

ⓐ：子宫颈部与支撑韧带。

ⓑ：子宫动脉与输尿管。

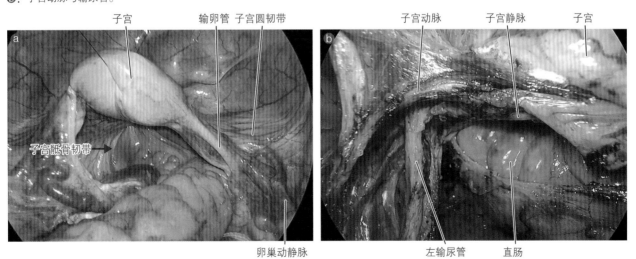

子宫　输卵管　子宫圆韧带　　　子宫动脉　子宫静脉　子宫

子宫骶骨韧带→

卵巢动静脉　　　左输尿管　直肠

手术技巧

▶▶ **子宫联合切除术的手术技巧**（▶1）

· 本章主要介绍腹腔镜下低位直肠前切除术联合子宫双附件切除术的手术技巧。
· 与普通的腹腔镜下低位直肠切除术一样配置戳卡。内侧入路后完成中枢侧的淋巴结清扫，经外侧入路进行骨盆操作。

Step 1 **游离直肠后壁，切除双附件**

· 在直肠癌浸润子宫的病例中，由于前壁视野受限，首先应先游离直肠后侧间隙。保留左右腹下神经，尽可能游离直肠后间隙（**图1-4-3a**）。另外，建议先游离两侧腹膜和后壁，因为这两处相对较容易获得良好的视野。
· 接着，切除两侧附件。首先牵引左侧卵巢，展开子宫阔韧带（**图1-4-3b**）。在骨盆壁水平切开子宫阔韧带处的腹膜，在子宫圆韧带前打开子宫阔韧带，确认卵巢动静脉（**图1-4-3c**）。将卵巢动静脉夹闭后离断（**图1-4-3d**）。

图1-4-3 **游离直肠后壁，切除双附件**

ⓐ：直肠后壁游离。
ⓑ：展开子宫阔韧带。
ⓒ：确认卵巢动静脉。
ⓓ：离断卵巢动静脉。

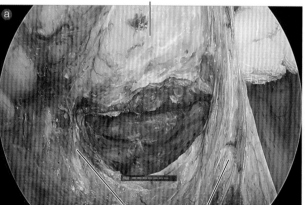
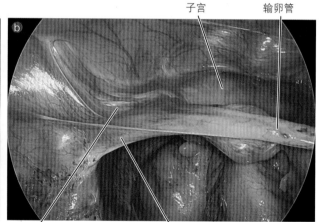
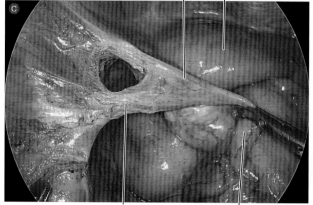
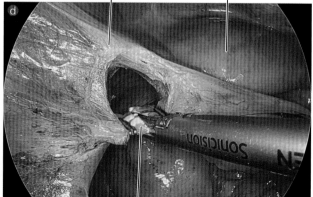

Step 2 离断主韧带

- 切开子宫圆韧带，沿子宫体切开主韧带（**图1-4-4a**）。在这个水平离断时，由于子宫动脉在末梢出现分支，因此建议用切开凝固装置进行离断，以避免出血（**图1-4-4b**）。

- 另外，切开膀胱子宫凹陷处的腹膜（**图1-4-4c**）。右侧卵巢也和左侧一样牵开子宫阔韧带予以展开术野。将子宫阔韧带的腹膜沿盆壁的水平切开，在子宫圆韧带附近打开子宫阔韧带，就能确认子宫动静脉。把子宫动静脉夹闭之后离断。

- 然后离断子宫圆韧带，沿着子宫体离断主韧带。使膀胱子宫凹陷的腹膜与左侧的切开线相连，完全开放膀胱子宫凹陷（**图1-4-4d**）。

图1-4-4 离断子宫主韧带

ⓐ：离断主韧带。
ⓑ：注意子宫动脉末梢支。
ⓒ：切开膀胱子宫凹陷的腹膜。
ⓓ：膀胱子宫凹陷的腹膜与切开线相连。

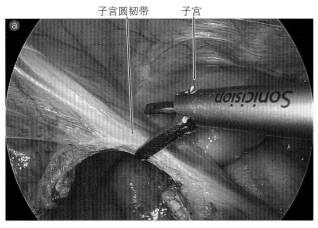
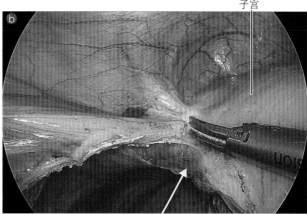
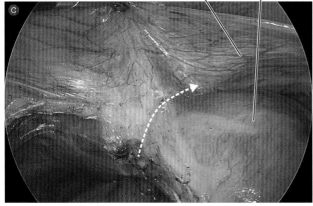
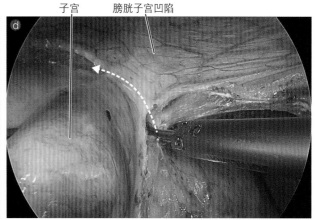

Step 3 确认和切开阴道前壁

- 切除卵巢之后术野变得很开阔，沿着直肠前壁的神经血管束继续游离。打开膀胱子宫凹陷，沿着子宫前壁继续游离，就可以确认阴道前壁（**图1-4-5a**）。此时将阴道支撑管（Vagi管）等器具插入阴道内，便于识别阴道穹隆前壁（**图1-4-5b**）。在本病例中，从阴道插入Vagi管，识别阴道穹隆前壁，并在子宫阴道部切开阴道前壁（**图1-4-5c**）。与阴道内连通后确认子宫口，同时半周状横向切开阴道前壁（**图1-4-5d**）。

图1-4-5 确认和切开阴道前壁

ⓐ：确认阴道前壁。
ⓑ：确认阴道穹隆前壁。
ⓒ：将Vagi管插入阴道。
ⓓ：切开阴道前壁。

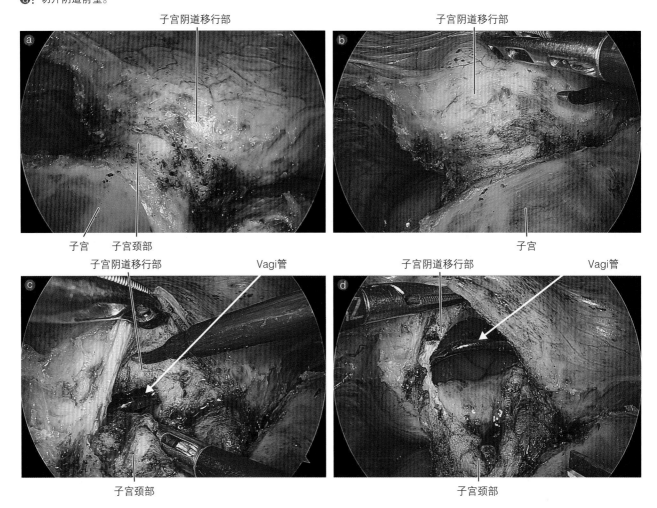

子宫阴道移行部

子宫阴道移行部

子宫 子宫颈部

子宫

子宫阴道移行部 Vagi管

子宫阴道移行部 Vagi管

子宫颈部

子宫颈部

Step 4 环周切开阴道，离断直肠，吻合

　　沿着子宫口左右切开阴道的侧壁。切开阴道后壁时，要特别注意不能损伤直肠前壁，确定直肠与阴道后壁之间的间隙，将阴道后壁完全切开，就完成了阴道的环周切开（**图1-4-6a、b**）。

　　确保直肠的尾侧切缘阴性，离断直肠系膜（**图1-4-6c**），环周显露出直肠壁后（**图1-4-6d**）放置肠管阻断夹，用生理盐水洗净肠管内容物后，用直线切割闭合器离断直肠（**图1-4-7a、b**）。标本切除后，阴道断端用2-0 V-loc或stratafix Spiral等倒刺线连续缝合两层，关闭阴道断端（**图1-4-7c、d**）。将直肠与口侧肠管进行吻合，放置引流管，手术结束。

图1-4-6 环周切开阴道，显露直肠壁

ⓐ：环周切开阴道。

ⓑ：注意别损伤直肠前壁。

ⓒ：离断直肠系膜。

ⓓ：环周显露直肠。

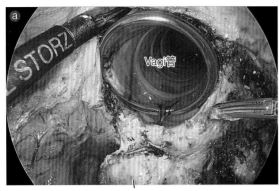
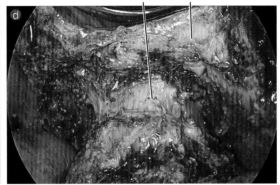

子宫颈部

直肠系膜　　阴道后壁

直肠前壁　　阴道后壁

直肠前壁　阴道后壁

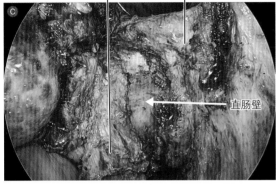
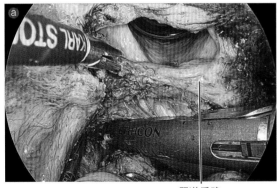

直肠壁

图1-4-7 离断直肠，关闭阴道断端

ⓐ：用直线切割闭合器离断直肠。

ⓑ：直肠离断之后。

ⓒ：两层连续缝合关闭阴道断端。

ⓓ：缝合结束后的图像。

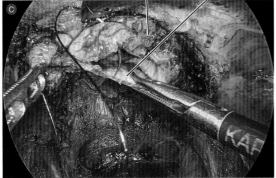

阴道后壁

阴道前壁　阴道后壁

阴道后壁

直肠断端

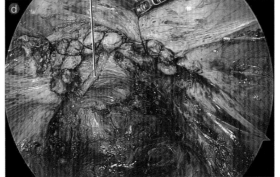

▶▶ 联合子宫切除在内的扩大手术技巧

- 前面提到的联合子宫切除时，需沿着子宫壁游离，子宫动脉多在远离输尿管的子宫壁附近处理，但需要侧方淋巴结，以及神经血管束（neurovascular bundle，NVB）联合切除时，则需要游离输尿管。

- 如**图1-4-8**的MRI图像所示，直肠癌向子宫阴道穹隆的后壁和左侧NVB浸润时，需要联合子宫（左侧卵巢）、阴道后壁和左侧NVB一并切除。本章主要就该手术技巧进行阐述。

Step 1 设定分界线

- 如**图1-4-8**中的虚线所示，设置了切除范围。该病例的膀胱是可以保留的，所以左输尿管一并予以保留。该患者术前进行了放化疗，该图像为放化疗后的MRI影像。在同时实施盆腔神经丛、NVB等的联合切除时，由于在距子宫壁一定距离处理子宫动脉，因此必须注意保护好输尿管，避免损伤。

图1-4-8 MRI图像

肿瘤在阴道后壁，左侧NVB被广泛浸润。

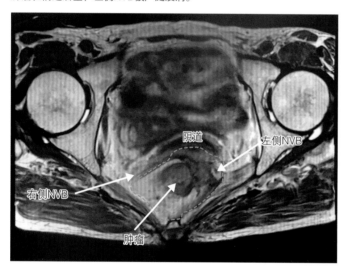

Step 2 离断卵巢动静脉、子宫圆韧带、子宫动静脉及切开阴道前壁

- 最初，按照侧方清扫的手法，沿着输尿管下腹部神经筋膜与膀胱下腹部筋膜之间进行游离，就自然而然地把输尿管和自主神经向外侧游离下来（**图1-4-9a**）。牵引左卵巢展开子宫阔韧带，在骨盆壁的水平打开子宫阔韧带，直到子宫圆韧带附近，确认好卵巢动静脉。

- 夹闭、离断卵巢动静脉（**图1-4-9b**）。然后离断子宫圆韧带（**图1-4-9c**），沿着输尿管内侧进行游离，就可以显露走行在输尿管前面的子宫动脉（**图1-4-9d**）。

- 在本病例中，子宫静脉绕过输尿管背侧。在输尿管内侧夹闭子宫动静脉后，离断该血管（**图1-4-10a**）。由于该部位容易造成输尿管损伤，因此完全游离输尿管并确保其完整性是非常重要的。

- 在膀胱子宫凹陷处沿阴道前壁进行游离（**图1-4-10b**），在子宫阴道部切开阴道前壁（**图1-4-10c、d**）。

图1-4-9 离断卵巢动静脉、子宫圆韧带、子宫动静脉

ⓐ：游离、保留输尿管。

ⓑ：离断卵巢动静脉。

ⓒ：离断子宫圆韧带。

ⓓ：确认子宫动脉。

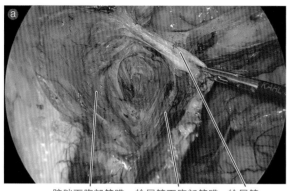
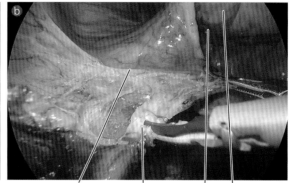

膀胱下腹部筋膜　输尿管下腹部筋膜　输尿管　　　　　　子宫阔韧带　卵巢动静脉　输卵管　子宫

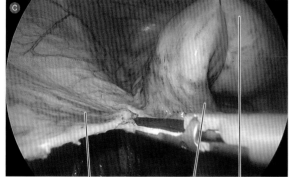
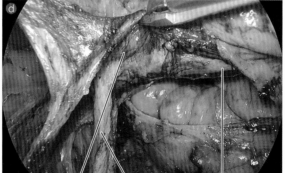

子宫圆韧带　　　输卵管伞部　子宫　　　　　　　子宫动脉　输尿管　　　　子宫静脉

图1-4-10 切开阴道前壁

ⓐ：离断子宫静脉。

ⓑ：游离阴道前壁。

ⓒ：切开阴道前壁。

ⓓ：半周状切开阴道前壁。

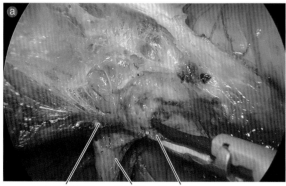
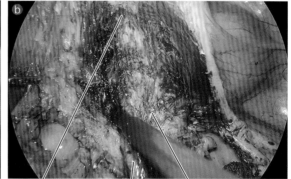

子宫动脉断端　输尿管　子宫静脉　　　　　　膀胱　　　　子宫颈部　子宫阴道移行部

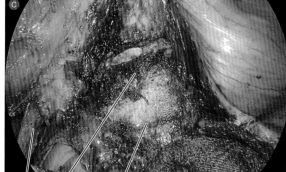
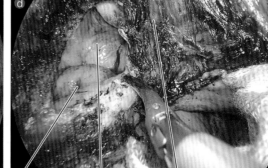

输尿管　阴道前壁　子宫颈部　　　　　　　子宫颈部　　阴道后壁　　阴道前壁

Step 3 　离断左腹下神经，切除标本

- 离断左腹下神经，将左侧盆丛（盆腔神经丛）和左侧NVB一并附着在切除侧（**图 1-4-11a ~ c**）。阴道后壁与梨状肌的一部分、右侧肛提肌联合切除之后，取出标本。
- **图1-4-11d**为切除后的图像。可以看出，左输尿管是被保留下来了，子宫、阴道后壁、左侧盆丛、左侧NVB被联合切除。在该病例扩大切除时，往往需要对周围神经、血管进行联合切除，因此需要掌握子宫、阴道后壁、侧方切除等周围器官的详细解剖学知识和熟练操作的手术技巧。

图1-4-11 取出标本

ⓐ：切除左下腹神经。
ⓑ：切除左盆丛 （白色虚线：离断线）。
ⓒ：切除左NVB （白色虚线：离断线）。
ⓓ：切除标本后。

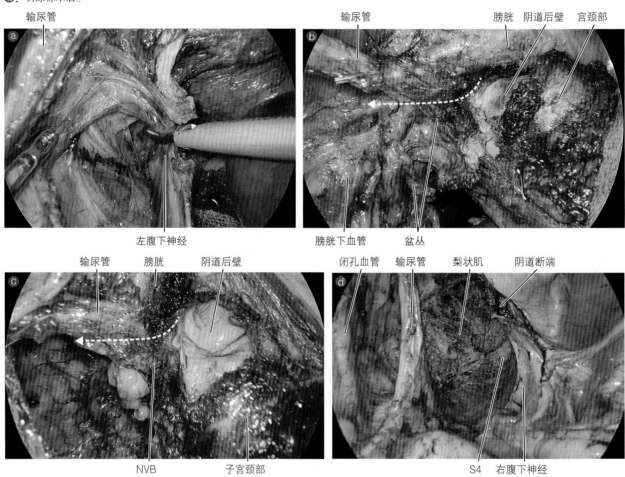

结语

- 本章概述了对浸润子宫的直肠癌的腹腔镜手术所需掌握的解剖学知识和手术技巧。为了安全实施该手术，不仅要熟练掌握卵巢、子宫的解剖，还要熟练掌握整个骨盆内的整体解剖学要点，以及腹腔镜下盆腔手术的外科技巧。希望本章能助各位医生一臂之力。

1 **经典的直肠扩大手术（以盆腔脏器全切术为主的病例）**

妇科医生眼中的诀窍：直肠联合子宫切除术的要点

金尾　祐之

癌症研究会有明医院妇科

 前言

- 由于妇科脏器——子宫和卵巢位于女性盆腔的中心，妇科肿瘤会较早地浸润到周围的脏器如：膀胱、输尿管、直肠等，往往需要联合切除其他脏器。

- 子宫颈癌、子宫体癌浸润其他脏器的情况下，为了确保子宫的切缘阴性，需要进行子宫全切术或广泛子宫全切术甚至扩大子宫全切术。另外，根据肿瘤的进展程度，按照发生率，依次为输尿管>膀胱>直肠需要被联合切除，直肠联合切除的病例大多需要进行盆腔脏器全切术。

- 另一方面，在卵巢癌浸润其他脏器的情况下，子宫和直肠因同时受侵而需要一并切除，因此选择最简单的手术方法——单纯子宫全切术。另外，卵巢是腹腔内脏器，主要通过腹腔内播撒转移，因此多数情况下切除的对象是腹膜反折口侧的直肠。

- 大肠癌浸润子宫需要切除子宫时，大部分病例可采用单纯子宫全切术。而且对于大肠外科医生来说，单纯子宫全切术在技术上被认为是比较容易开展的术式。但是，也有单纯子宫全切术不能保证外科切缘阴性的病例，对于大肠外科医生来说，也需要理解扩大子宫全切术（广泛子宫全切术），这很重要。

- 本章将子宫周围的解剖与直肠周围的解剖联系起来进行阐释，对作为扩大子宫全切术的最典型术式——保留排尿神经功能的广泛子宫全切术进行详细说明。

- 单纯子宫全切术可以在广泛子宫全切术的基础上进行"减法"处理。

 子宫切除术的定义

- 大肠癌联合切除子宫时，只要切除子宫保证肿瘤学切缘阴性就可以了，没有必要去理解子宫切除各个术式的定义。但是，为了帮助各位医生掌握本式，接下来就对各种术式的切除范围逐一进行说明。

● **1 单纯子宫全切术（保留双侧附件）**

仅在宫颈附近切下主韧带的术式。

● **2 次广泛子宫全切术**

离断膀胱子宫韧带前层，向外游离输尿管。由于不触及膀胱子宫韧带后层，所以离断主韧带的部位介于1和3之间（膀胱子宫韧带后层内的膀胱上静脉与子宫深静脉汇合点的子宫侧）。

● 广泛子宫全切术

离断膀胱子宫韧带前层和后层，在髂内血管分叉部处理主韧带。在处理骶子宫韧带/直肠阴道韧带时，如果保留神经，则在腹下神经上缘离断，不保留神经则在盆壁起始部离断即可。

● 扩大广泛子宫全切术

将髂内血管一并切除的术式。输尿管、膀胱、直肠也经常被联合切除。

· 简而言之，根据主韧带切除范围的不同进行分类。请参照**图1-5-1**。

· 但是，仅凭上述描述，估计绝大多数结直肠外科医生都无法理解。其理由是"膀胱子宫韧带前层、后层，主韧带，骶子宫韧带"等妇科独特的解剖术语实在太多了。因此，首先尝试将子宫周围的解剖术语套用在直肠周围的解剖上进行讲解。

　　"直肠手术中的A、B层剥离适用于子宫时，对应于A层游离和B层游离的子宫切除术是上述中的哪一种呢？"

　　请带着这个疑问阅读下面的内容。

图1-5-1 不同术式的切除范围差异

a：单纯子宫全切术（保留双侧附件）。
b：次广泛子宫全切术。
c：广泛子宫全切术。

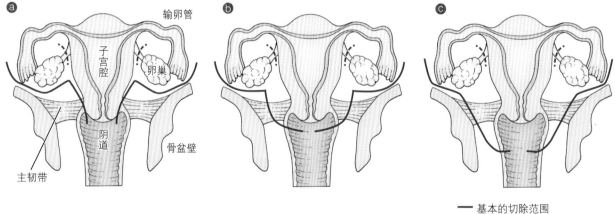

—— 基本的切除范围
---- 保留卵巢时的切除范围

子宫周围的基本解剖和解剖术语

· 子宫介于直肠和膀胱之间，周围是盆腔。位于该有限空间内的子宫会因妊娠而发生剧烈的形状变化，容积达到数倍，但邻近器官直肠、膀胱、输尿管却不会受到子宫剧烈形状变化的影响。理由是，各脏器周围存在干扰子宫形状变化的腔。

· 直肠周围的解剖学间隙以输尿管下腹部神经筋膜（腹下神经前筋膜）为中心，直肠固有筋膜和输尿管下腹部神经筋膜之间的间隙为A层，输尿管下腹部神经筋膜和壁层骨盆筋膜之间的间隙为B层，这是结直肠外科医生的定义。

· 子宫周围的间隙如**图1-5-2**所示。笔者等妇科医生在子宫周围的腔中，把膀胱侧称为膀胱侧腔，直肠侧称为直肠侧腔，在膀胱侧腔和直肠侧腔之间露出的血管及神经的集合体为主韧带。主韧带包括子宫动静脉（子宫静脉主要包括子宫浅静脉和子宫深静脉两条）、阴道动脉、膀胱静脉等脉管系统和主要从S3和S4上升的盆腔脏器神经（pelvic splanchnic nerve）。直肠侧腔分成包括输尿管和腹下神经组成的输尿管下腹部神经筋膜，分为冈林直肠侧腔和Lazko直肠侧腔（**图1-5-3**）。在输尿管下腹部神经筋膜内侧形成的腔被定义为冈林直肠侧腔，外侧形成的腔被定义为Lazko直肠侧腔。即相当于A层的腔为冈林间隙，B层的腔为Lazko间隙。直肠周围的膜结构也类似，与冈林直肠侧间隙（A层）相比，Lazko直肠侧间隙（B层）更加疏松，空间更大，便于展开。但是，膀胱侧间隙不能像直肠侧间隙那样单纯地被输尿管下腹部神经筋膜分为两个间隙。

· **图1-5-4**为胎儿期子宫和周围脏器发育过程的示意图。在发生学上，子宫与膀胱、输尿管的关系比子宫和直肠的关系更近，因此子宫和膀胱、输尿管共用动静脉比较常见。如上所述，作为子宫脉管的主韧带中包含膀胱静脉也是可以理解的（在女性盆腔内，直肠和子宫，直肠和膀胱、输尿管之间几乎就不存在共干血管，这跟胚胎发育学有很大的关系）。

· 另外，由于子宫和输尿管、膀胱在发生过程中相互碰撞，其碰撞部位的子宫动脉和

图1-5-2 子宫右侧后腹膜腔展开状态

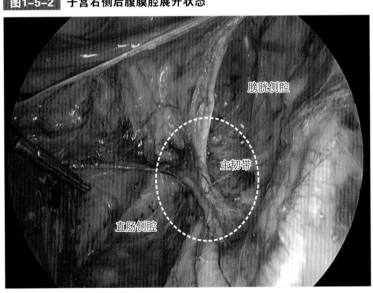

图1-5-3 子宫左侧后腹膜腔输尿管从子宫阔韧带后叶游离开的解剖位置关系

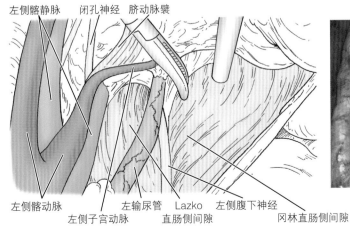
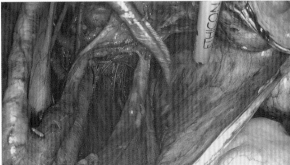

输尿管等发生膜样融合（**图1-5-5**）。这一过程与胎儿期结肠系膜270° 旋转时，所发生的碰撞非常相似。因此，从子宫动脉和输尿管交叉处到膀胱入口为止（妇科医生称为输尿管隧道，膀胱子宫韧带前层），子宫（颈部）和输尿管看似粘连在一起。

图1-5-4 泌尿器官和子宫的发育过程

ⓐ：在胎胎发育的第4周左右，分化为子宫的中肾位于分化为肾脏的后肾的头侧。

ⓑ：随着胚胎发育，中肾逐渐下降，后肾逐渐上升，在子宫动脉与输尿管交叉部，彼此相互融合。

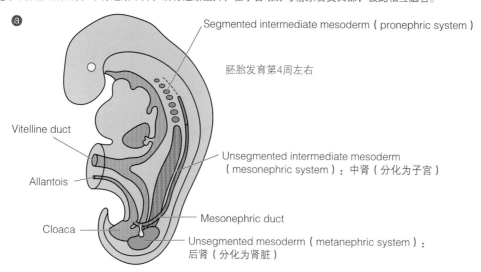

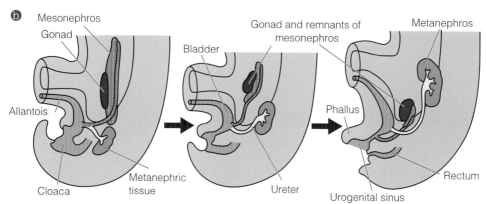

（Sadler TW著，安田峯生，ほか訳：ラングマン人体発生学 第8版. メディカル・サイエンス・インターナショナル，東京，2001. を参考に作成）

图1-5-5 主韧带与输尿管冲突后形成的膜样融合

可见输尿管外侧的膜与主韧带血管鞘相连的融合筋膜。

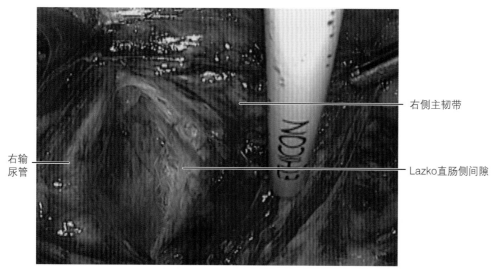

- 并且如**图1-5-6**所示，从子宫动脉向输尿管（子宫动脉输尿管支）和膀胱（子宫动脉膀胱支，cervico-vesical vessel）发出分支（血管共干），因此想要游离输尿管变得更加困难。在输尿管隧道内，如果不小心将输尿管从子宫剥离，就会引起上述子宫动脉分支的出血，而之后采用能量装置进行凝固止血是造成输尿管热损伤的重要原因。这就是为什么妇科手术中的输尿管损伤大部分发生在子宫动脉交叉部以远位置的原因。

- 由于上述血管包裹着输尿管，所以在输尿管隧道开放之前无法观察到在直肠侧腔被输尿管下腹部神经筋膜分成两半的情况。

- 子宫动脉的3个分支（输尿管支、膀胱支、cervico-vesical vessel）的处理，通过开放输尿管隧道，在发生学上使子宫的空间、输尿管和膀胱的空间恢复到碰撞前的状态。通过这个操作，可以看出膀胱侧腔也像直肠侧腔一样，被输尿管下腹部神经筋膜分成两个腔。此时在输尿管下腹部神经筋膜内侧形成的腔（相当于A层）称为阴道侧腔，与相当于B层的膀胱侧腔之间为膀胱子宫韧带后层（**图1-5-7**）。

- 分隔A层和B层的构造物是直肠侧腔的输尿管下腹部神经筋膜，在那里有膀胱的盆腔神经丛分支（膀胱支）的一部分，从膀胱回流的静脉的一部分（一般来说是膀胱上静脉与子宫深静脉汇合）的汇入，形成膀胱子宫韧带后层（**图1-5-8**）。再次重申，在发生学上，膀胱、输尿管和子宫的关系很近，因为有共同的血管和神经，所以形成了膀胱子宫韧带后层。切开膀胱子宫韧带后层后，子宫的腔室与膀胱、输尿管的腔室完全分开，显露出膀胱下静脉，以及神经血管束（neurovascular bundle，NVB）（**图1-5-9**）。

图1-5-6 输尿管游离

离断来自子宫动脉的3个分支［输尿管支、膀胱支、前层内的血管（cervico-vesical vessel）］之后，输尿管被分离开来。

ⓐ：确认输尿管支血管。　　　　　**ⓑ**：离断输尿管支。
ⓒ：离断膀胱支。　　　　　　　**ⓓ**：离断前层内的血管。

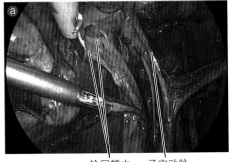
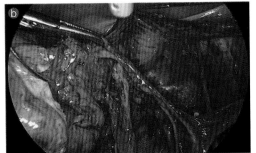

输尿管支　子宫动脉

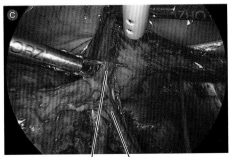
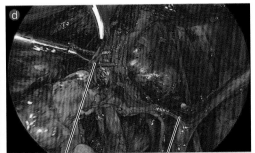

膀胱支　子宫动脉

cervico-vesical vessel　　子宫动脉

图1-5-7 子宫腔室与泌尿系统腔室的分离

圆形点状圈内为膀胱子宫韧带后层。

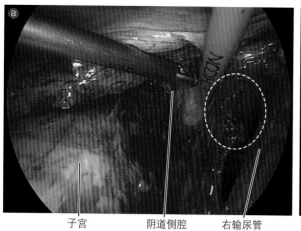

子宫	阴道侧腔	右输尿管	子宫 阴道侧腔	输尿管	子宫动脉 子宫动脉

图1-5-8 膀胱子宫韧带后层

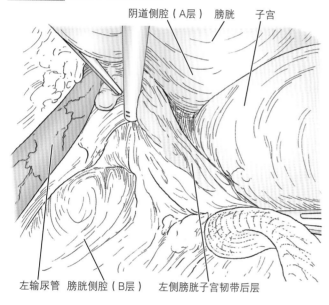

阴道侧腔（A层） 膀胱 子宫

左输尿管 膀胱侧腔（B层） 左侧膀胱子宫韧带后层

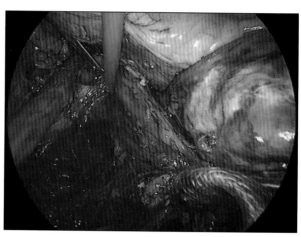

图1-5-9 后层的处理

ⓐ：夹闭后层的静脉。

通过逐层游离，可以一条一条地逐一夹闭离断后层内的静脉。

ⓑ：后层处理后。

可以看到盆腔神经丛（图中圆圈）的结构。

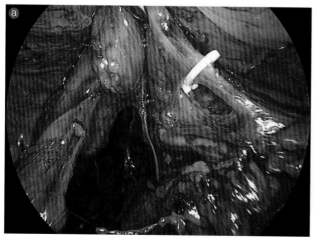

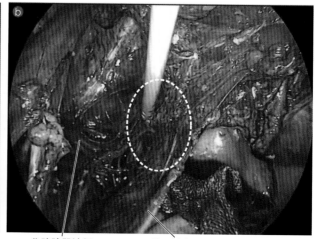

盆腔脏器神经　　　腹下神经

- 膀胱子宫韧带后层和NVB经常被混为一谈，但正如其名，膀胱子宫韧带后层是膀胱和子宫夹层之间的桥梁结构，应该认为是个体发育时期的亲密关系，有共用的血管和神经丛。因此，以**膀胱上静脉为中心的组织结构就是膀胱子宫韧带后层**，其中包含一部分膀胱静脉分支。与**子宫无关的膀胱下静脉和盆丛膀胱支的大部分属于NVB**。

- 子宫、阴道是由骨盆壁、阴道旁结缔组织（paracolpium）和骶子宫韧带/直肠阴道韧带连接的（**图1-5-10**）。阴道旁结缔组织主要是从外阴（与阴部内动静脉连续的）来的滋养阴道的脉管的结合体。主韧带中包含的髂内动脉分支的阴道动脉和阴道旁动脉是连续的。就像直肠下部的血流是由直肠上动脉和外阴血管供应一样。

- 最后对骶子宫韧带/直肠阴道韧带进行说明（**图1-5-11**、**图1-5-12**）。在和外科医生讨论的时候，一定会出现的问题是关于骶子宫韧带/直肠阴道韧带的定义。

- 结直肠外科医生为了从内侧（直肠侧）观察骶子宫韧带/直肠阴道韧带，将其主体定义为S3、S4（sacral splanchnic nerve）组成的神经。另外，从外侧观察骶子宫韧带/直肠阴道韧带外侧时，由于腹下神经与S3、S4重叠，妇科医生的论文中甚至将其定义为骶子宫韧带/直肠阴道韧带神经。

- 但是，骶子宫韧带/直肠阴道韧带是支撑子宫的韧带样结构，也有通过缝缩骶子宫韧带/直肠阴道韧带来治疗盆腔脏器脱垂的术式（Mc Call法）。形成骶子宫韧带/直肠阴道韧带主体的韧带样组织连续于盆底内筋膜（endopelvic fascia），其开始部分位于骶棘韧带、尾骨肌附近。

图1-5-10 **阴道旁结缔组织与骶子宫韧带/直肠阴道韧带**

ⓐ：保留神经功能手术，在腹下神经上缘处切开骶子宫韧带/直肠阴道韧带（图中箭头为进行保留神经手术时的切开线）。

ⓑ：对露出的阴道旁组织进行缝扎后离断。然后进行阴道后壁切除，取出子宫。

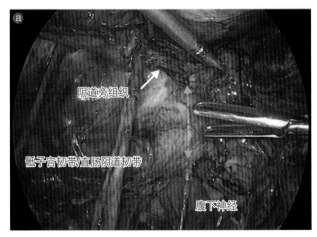
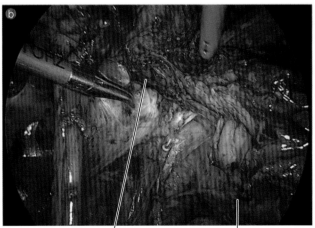

图1-5-11 骶子宫韧带/直肠阴道韧带与神经

ⓐ：骶内脏神经。
ⓑ：盆腔脏器神经。

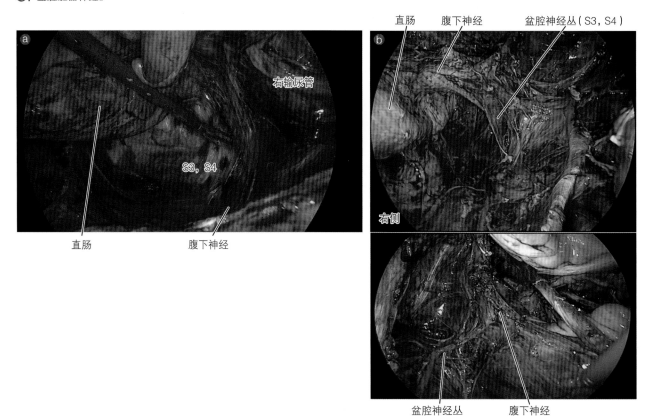

图1-5-12 骶子宫韧带/直肠阴道韧带的结构

骶子宫韧带/直肠阴道韧带为骶内脏神经（sacral splanchnic nerve）（图中粉红色层）和盆腔脏器神经
（pelvic splanchnic nerve）（图中绿色层）包围的结构，也可以理解为起始于骶棘韧带和梨状肌。

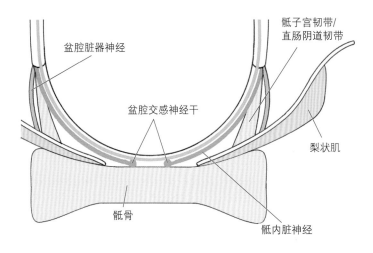

- ▶1是发生在骶子宫韧带/直肠阴道韧带的子宫内膜异位症恶变的病例，左侧骶子
  宫韧带/直肠阴道韧带均被完全切除。可见尾骨肌和部分骶棘韧带被切除，部分骶
  结节韧带被显露出来了。

- 也就是说，骶子宫韧带/直肠阴道韧带可以定义为内侧被骶内脏神经（sacral
  splanchnic nerve）覆盖，外侧被盆腔脏器神经（pelvic splanchnic nerve）覆盖的韧带
  样组织。在子宫浸润直肠癌的手术中，骶子宫韧带/直肠阴道韧带应该沿着骨盆壁
  根处离断。

视频1

扫视频目录页
二维码

深部子宫内膜癌的恶化

视频1的病例

- 重度深部子宫内膜异位症的恶性转化病例。由于左输尿管受到深部内膜异位症的影响，左输尿管闭塞，左肾无功能，15年前进行了子宫全切术和双侧附件切除术，同时施行了左肾切除术和低位直肠切除术。此后，由于残留在左侧骶子宫韧带/直肠阴道韧带的子宫内膜异位症恶变并浸润直肠，连同髂内血管一并联合切除（APR）了骶子宫韧带/直肠阴道韧带和直肠。与超广泛子宫全切术联合切除的病例相同。请留意骶子宫韧带/直肠子宫韧带的切除。

● 实际手术：广泛子宫全切术

- 在确认子宫浸润的直肠癌病例中联合切除子宫时，大部分病例可以采用单纯子宫全切术。但是，如果想在单纯的子宫切除术上稍追加些外科切缘的话，仅凭单纯子宫全切术的知识进行"加法"手术是非常困难的。

- 在此对扩大子宫全切术的典型代表——保留神经的广泛子宫全切术进行讲解。如果掌握了广泛子宫全切术，就可以根据每个病例的进展程度考虑进行确保外科切缘的手术，进而进行"减法"手术。

- 广泛子宫全切术用一句话来概括就是"切除B层子宫"的术式。与通过A层游离切除的单纯子宫全切术相比，子宫周围间隙的展开、输尿管周围的处理，以及主韧带、骶子宫韧带/直肠阴道韧带的切除界限有很大不同。

- 另外，保留排尿神经的广泛子宫全切术结束时的状态如 2所示。神经保留的部分是在A层游离的，子宫是通过B层游离切除的。接下来讲解保留排尿神经的广泛子宫全切术的实际手术流程。请参照附赠的 3。

    ※ 3是对子宫颈癌进行的保留神经的广泛子宫全切术，虽然不是进行直肠联合切除的病例，但是考虑到将直肠周围解剖和子宫周围解剖联系起来讲解更有用，所以也就一起介绍了。

视频2

扫视频目录页二维码

保留神经的广泛子宫全切术后的盆腔内

Step 1 打开暂定的间隙

- 在清扫盆腔淋巴结之前，展开膀胱侧腔、Lazko直肠侧腔。膀胱侧腔可一直游离到闭孔内肌筋膜，直肠侧腔可一直游离到梨状肌筋膜，在一定程度上显露出主韧带的轮廓，展示整体立体构造。有的病例，有相当粗的输尿管支从髂内动脉穿过直肠侧腔走行，这时应进行确切的凝固和离断。之后再进行盆腔淋巴结清扫，显露出主韧带血管（即使是不需要盆腔淋巴结切除的病例，至少也要切除主韧带淋巴结，显露出主韧带血管）。

视频3

扫视频目录页二维码

腹腔镜下保留神经的广泛子宫全切术

Step 2 离断上部韧带

- 在输尿管下腹部神经筋膜包裹的状态下从阔韧带后叶游离出输尿管。如果先游离侧腔的话，就以先展开冈林直肠侧腔为宜。为了保留神经功能，把输尿管下腹部神经筋膜包裹在输尿管的状态下，从阔韧带后叶游离腹下神经，因为腹下神经是重要的解剖学标志，这之后的操作就会变得容易了。

- 在剥离输尿管下腹部神经筋膜和阔韧带后叶后，切去上部韧带（如果保留卵巢，则离断卵巢固有韧带；如果切除卵巢，则离断骨盆漏斗韧带），将子宫阔韧带后叶游离到骶子宫韧带附近。
- 之后在副脐韧带附近离断圆韧带侧。

Step 3 打开输尿管隧道

- 如果牵拉输尿管使之紧张，通常可见其与子宫动脉之间有一条输尿管血管分支。如前所述，在胚胎发育过程中，输尿管周围的膜和子宫动脉周围的膜会融合，因此需要有意识地切开该融合膜。之后才可以分离输尿管营养支。
- 输尿管支出血时，在止血的过程中可能会造成输尿管的热损伤，因此必须确切地离断输尿管支。然后分离并切断从子宫动脉分出的膀胱支，输尿管和子宫动脉就完全分离开了。

Step 4 离断膀胱子宫韧带前层

- 将膀胱游离到子宫颈的尾部，展开的膀胱子宫韧带前层变得更加明朗化。一般来说，前层内有一条来自子宫动脉的分支动脉——子宫颈膀胱血管（cervico-vesical vessel），该血管被切断后输尿管与子宫颈就自然分开。由于担心输尿管受损，过于偏向子宫颈一侧游离，就会误入子宫颈的筋膜内，导致止血困难。至少，游离层面必须在子宫颈筋膜和输尿管之间，才不至于误损伤。

Step 5 离断主韧带

- 在进行淋巴结清扫的时候，需要从髂内结节到主韧带根部进行淋巴结清扫。
- 在清扫主韧带淋巴结时，将主韧带血管鞘连同淋巴结一起离断，就可以简单地仅游离和切断主韧带血管。在广泛子宫全切术中，主韧带血管的子宫深静脉的切断位置是在髂内静脉分支处，但如果发现已转移到主韧带淋巴结或癌直接浸润主韧带的话，则需要连髂内血管一并切除，也就是说必须进行所谓的超广泛子宫全切术。由于淋巴结清扫时髂内血管的血管鞘已完全切除，髂内血管已与盆壁分开，这样就可安全实施超广泛子宫全切术。
- 膀胱联合切除时（进行盆腔脏器全切术时）将主韧带血管从骨盆底部切断，不仅可以离断子宫深静脉，还可以离断膀胱下静脉。

Step 6 离断膀胱子宫韧带后层

- 膀胱子宫韧带后层在进行保留神经的广泛子宫全切术时，只切断流入子宫深静脉的膀胱上静脉，以保留骨盆神经膀胱支。因此，如何将膀胱子宫韧带后层内的膀胱上静脉安全无出血地游离出来，是后层游离所必须掌握的技术。
- 用钳子牵起主韧带断端，一边用钳子夹着膀胱子宫韧带后层，一边将膀胱推向足侧，这样膀胱子宫韧带后层就会变得紧张。然后仔细剥离，切开膀胱子宫韧带后层包裹的薄膜，自然地显露出膀胱上静脉。
- 确认静脉后夹闭离断，切断主韧带血管和膀胱之间的相连组织，显露NVB，以及阴道旁结缔组织。切断膀胱子宫韧带后层时需要处理的静脉多为2～3条，为了切断主韧带和膀胱的连接，最小限度地处理静脉后，再处理膀胱支。如果只为了确认膀胱子宫韧带的膀胱支，就会引起神经损伤而导致膀胱功能障碍。

- 如果要保留排尿功能的话，应在腹下神经上缘缝扎并且切断阴道旁组织。这个部位需要缝扎，以尽量减少对盆腔神经丛造成的热损伤。

Step 7 离断骶子宫韧带/直肠阴道韧带

- 由于直肠游离了，骶子宫韧带/直肠阴道韧带已经显露。直肠和子宫联合切除时，骶子宫韧带/直肠阴道韧带在根部（骶棘韧带附近）进行离断。

Step 8 手术结束时

- 应该知道广泛子宫全切术是通过B层剥离而进行的。

 结语

- 本章结合直肠周围解剖，对子宫周围的解剖进行了详细的介绍，并对保留神经的广泛子宫全切术进行了详细的讲解。一般认为，结直肠外科医生进行子宫切除术操作的机会不大，但是清楚子宫切除的大框架是很重要的。根据不同病例的扩散程度，把不该保留的组织逐一切除即可。

直肠联合膀胱部分切除术

秋吉　高志
癌症研究会有明医院消化器中心大肠外科

 适应证

- 膀胱部分切除术的适应证中，乙状结肠癌或直乙交界部（RS）癌相对来说要比直肠癌多，有时也有因横结肠癌、盲肠癌、阑尾癌浸润到膀胱而需要开展该术式。

- 一般来说，肿瘤和邻近脏器粘连时，术中很难判断是炎症性粘连还是癌浸润，所以膀胱和肿瘤粘连时，切除范围虽有差异，但原则上是需要联合膀胱部分切除为妥。

 术前诊断

- 胸腹部CT图像显示肿瘤与膀胱紧密相连，但CT未显示有明确的肿瘤浸润，这种情况在术中仍有因膀胱和肿瘤粘连在一起而需要切除部分膀胱的可能。因此，在这种情况下还应追加拍摄盆腔MRI，以便更详细地掌握肿瘤和膀胱的位置关系（**图1–6–1**）。

- 另外，如果怀疑肿瘤浸润膀胱内腔（**图1–6–2**），则应进行膀胱镜检查，观察输尿管口及膀胱三角有无浸润。进一步进行尿细胞学检查，确认尿中是否有肿瘤细胞脱落。

图1–6–1 术前盆腔MRI以了解肿瘤和膀胱的位置关系

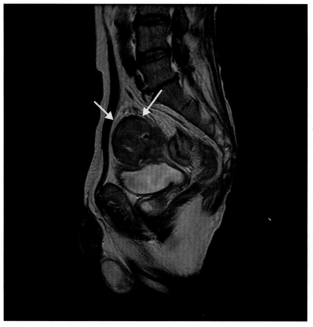
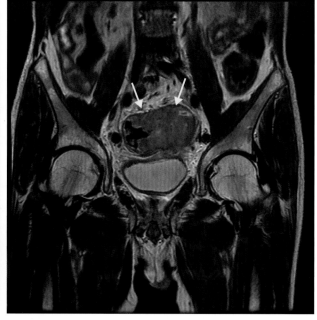

图1-6-2 肿瘤浸润膀胱内腔的可疑病例

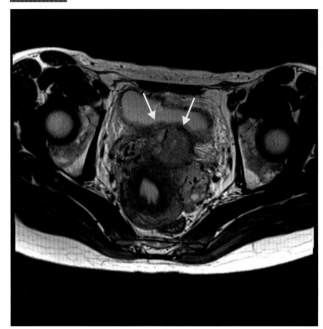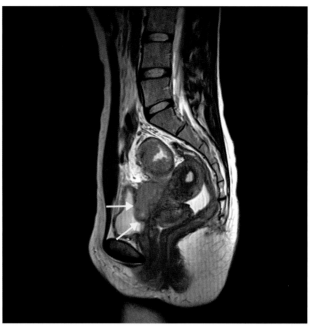

 膀胱部分切除还是全切

- 是否可以部分切除主要取决于如下因素：
  - （1）浸润膀胱的范围（是否广泛）。
  - （2）浸润膀胱的深度（是否全层）。
  - （3）浸润膀胱的部位（膀胱三角有无浸润）。
- 例如肿瘤巨大且广泛浸润（或粘连）膀胱时，即使没有全层浸润膀胱，有时候也不得不进行膀胱全切。如果浸润到膀胱内腔，当肿瘤明确暴露在膀胱内腔时，即使没有浸润膀胱三角，技术上可以部分切除，但由于术中尿液里有可能存在肿瘤播散，会导致腹膜播种，以及膀胱内的肿瘤种植导致膀胱内复发的风险增大，因此需要重新审视是否单纯做一个膀胱部切除术。此时应该根据患者的年龄、全身状况等慎重考虑。
- 即使进行膀胱全切术，男性也可以通过回肠代膀胱来避免做回肠导管，但女性浸润膀胱三角的肿瘤一般来说也会浸润到子宫，大多数情况下需要联合切除子宫，此时，因为没有后方子宫的支撑，即便是代膀胱重建，也会导致排尿不畅等问题，所以女性患者的膀胱全切术，不太推荐重建膀胱，而是推荐用回肠导管。

 腹腔镜手术的适应证

- 对于联合浸润其他脏器的结直肠癌，笔者所在的医院也积极地进行了腹腔镜手术，不过膀胱部分切除术有时反而比膀胱全切术（盆腔脏器全切）的难度高，所以不要拘泥于在腹腔镜下完成。
- 特别是在肿瘤暴露于膀胱内的病例中，由于手术钳接触肿瘤或尿液后，可能播散到腹腔内，有可能使肿瘤复发，因此在腹腔镜下尽量游离直肠后间隙，待切除膀胱时，原则上是在开腹直视下操作。在膀胱开放前，用哈巴狗钳子夹闭两侧输尿管，用生理盐水冲洗膀胱。边吸引边切开，不让尿液流到腹腔内，或用纱布覆盖肿瘤，防止肿瘤散布等，要注意无瘤操作。

● 手术技巧

· 道格拉斯窝（女性为膀胱子宫窝）是否还有空间残存，将大大改变手术的难度。

▶▶ 道格拉斯窝间隙存在，且没有明显的肿瘤浸润到膀胱内腔时的视频
（ 🎬 1、 🎬 2 ）

Step 1 确认道格拉斯窝间隙

· 在道格拉斯窝有间隙的情况下，设定膀胱部分切除的终点相对比较容易，只要肿瘤没有浸润到膀胱内腔，就完全可以在腹腔镜下安全切除。
· 直肠后腔至侧腔的游离应尽量在腹腔镜下进行，以确保道格拉斯窝留有空间（**图1-6-3**）。

视频1

扫视频目录页二维码

切开膀胱（道格拉斯窝存在间隙）

视频2

扫视频目录页二维码

游离膀胱，缝合

图1-6-3 确认道格拉斯窝间隙

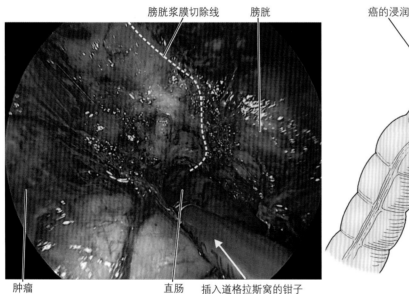
膀胱浆膜切除线　膀胱
肿瘤　直肠　插入道格拉斯窝的钳子

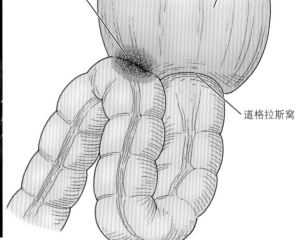
癌的浸润　膀胱
道格拉斯窝

Step 2 切开膀胱浆肌层

· 从肿瘤和膀胱浸润部设定足够的外科切缘，切开膀胱浆肌层（**图1-6-3、图1-6-4**）。如果膀胱回缩难以设定膀胱的离断线，可以向膀胱内注入生理盐水使膀胱膨胀，就容易设定离断线。
· 轻度浸润膀胱且范围较窄时，不用切除膀胱全层，而是切除部分浆肌层即可。如果浸润到一部分膀胱，则建议全层联合切除，这样断端阳性的可能性要低很多。

图1-6-4 确定膀胱离断线

图中箭头所示为肿瘤浸润膀胱部位。

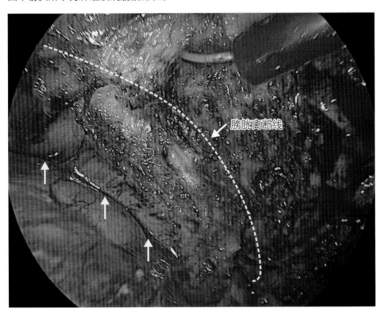

Step 3 切除膀胱

在没有肿瘤浸润的安全部位切开膀胱全层，到达膀胱内腔（**图1-6-5**），在确认膀胱内腔的同时，保证足够切缘的前提下，全层切开膀胱壁（**图1-6-6**）。先切开膀胱侧壁，后切开膀胱后壁，这时要不时地确认背侧道格拉斯窝。同时还要掌握切开处与输尿管口的距离（**图1-6-7**）。

膀胱后壁的离断线接近道格拉斯窝时，要注意到输尿管和输尿管口的距离会出乎意料地近，要避免造成损伤。一般来说，道格拉斯窝的最深处和膀胱三角部的上缘几乎在同一水平（**图1-6-8**）。

图1-6-5 到达膀胱内腔

图中箭头所示为肿瘤浸润膀胱的位置。

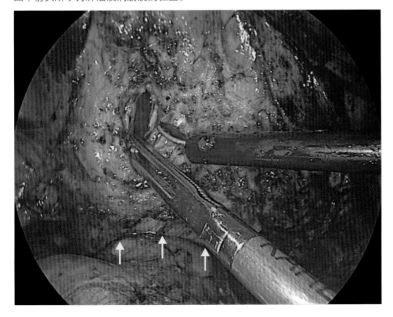

· 输尿管口非常接近膀胱离断面时，应预先插入输尿管支架。同时切除较大范围的膀胱，如果直接缝合张力较大，则需要游离膀胱侧间隙和膀胱前间隙，把膀胱游离开来（**图1-6-9**）。

图1-6-6 切开膀胱全层

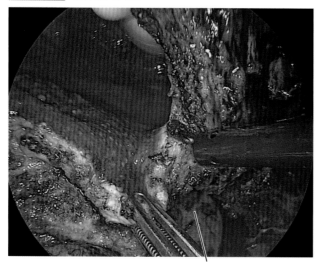

直肠

图1-6-7 掌握膀胱离断线和输尿管口的距离

ⓐ：右输尿管口。
ⓑ：膀胱后壁的离断线（与侧壁离断线相连）。
ⓒ：左输尿管口。
ⓓ：膀胱后壁离断线。

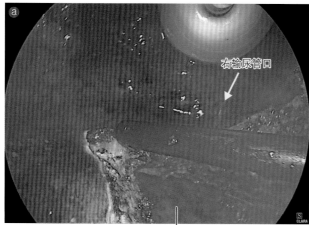

右输尿管口

直肠

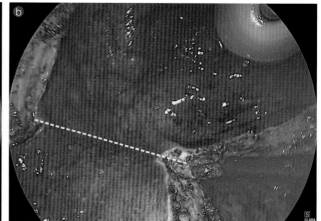

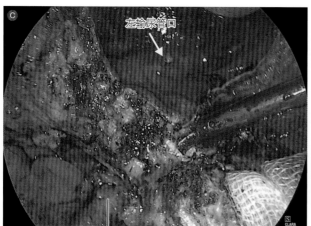

左输尿管口

左输尿管

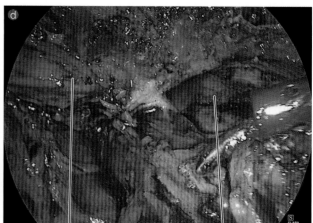

左输尿管   直肠

图1-6-8 道格拉斯窝与膀胱三角的位置关系

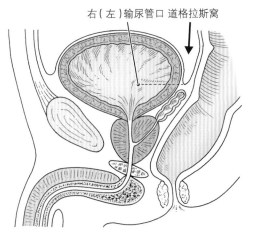

右（左）输尿管口 道格拉斯窝

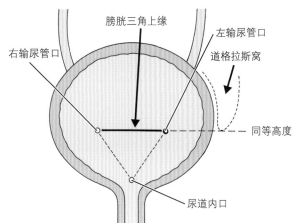

膀胱三角上缘
右输尿管口
左输尿管口
道格拉斯窝
同等高度
尿道内口

图1-6-9 游离膀胱侧间隙

游离膀胱侧间隙　　　　　　　　　　　游离膀胱侧间隙

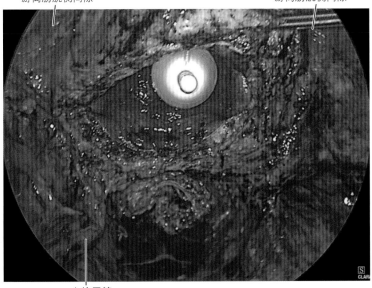

左输尿管

Step 4 缝合膀胱壁

· 采用双层缝合法关闭膀胱壁。首先用间断或者连续缝合法关闭黏膜和肌层（**图
  1-6-10、图1-6-11**）。膀胱内注入生理盐水，观察有无漏液，加强缝合，确切地
  关闭膀胱缺损部位。

图1-6-10 膀胱壁双层缝合

①：黏膜间断缝合（或者连续缝合）。
②：间断缝合浆肌层。

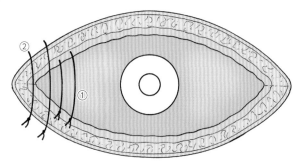

- 间断缝合第2层的浆肌层（**图1-6-12**）。
- 最后再向膀胱内注水，观察有无漏液。

图1-6-11 黏膜的间断缝合

ⓐ：开始间断缝合黏膜。
ⓑ：黏膜的间断缝合结束。

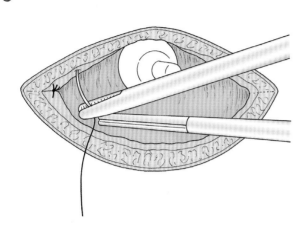

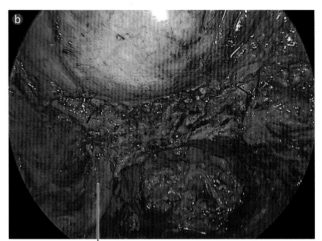

左输尿管

图1-6-12 浆肌层的间断缝合

ⓐ：远景。
ⓑ：近景。

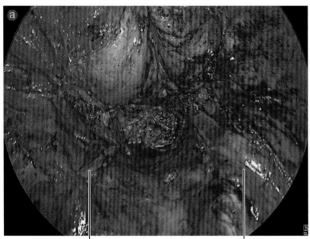

左输尿管　　　　　　　右输尿管

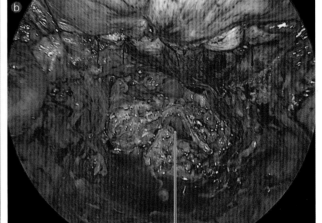

直肠断端

 技术要点

- 尽早切开膀胱全层，边确认膀胱的浆膜与膀胱内腔，边切开膀胱。

视频3

扫视频目录页
二维码

切除膀胱（道格拉斯窝没有
间隙的病例）

I

应掌握的术式

▶▶ **肿瘤没有明显浸润到膀胱内腔，但是道格拉斯窝没有间隙的情况**（▶3）

· 虽然在影像上没有明显的膀胱肌层浸润，但观察腹腔内有时会发现肿瘤已经嵌满道
格拉斯窝的病例。

· **图1-6-13**的MRI显示有一部分精囊腺被浸润的可能。即使是这样的病例，如果与
膀胱的粘连（浸润）范围很广的话，也不得不进行膀胱全切术。**图1-6-13**展示了
肿瘤与膀胱的粘连范围，稍微削去一部分膀胱肌层，到达膀胱后壁和精囊腺之间，
然后离断精囊腺再回到直肠前面，这样的游离也被认为是可以达到根治性切除的。
实际上，由于肿瘤过于巨大，游离膀胱周围时，视野很差，游离结束点设定也很困
难，因此手术难度比上述在道格拉斯窝仍有间隙的膀胱部分切除术要大很多。

图1-6-13 通过MRI确认肿瘤浸润范围

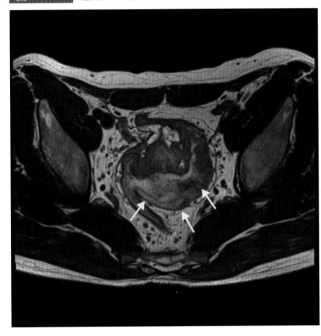

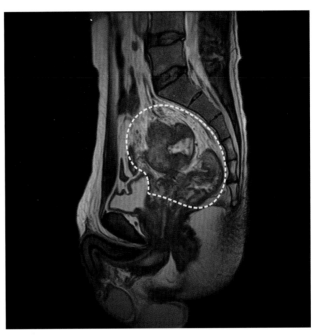

Step **1** 游离输精管、膀胱肌层

· 首先游离出左右输尿管，同时切断横跨输尿管腹侧的输精管（**图1-6-14**）。从肿瘤粘连（浸润）的部位切除具备足够外科切缘的膀胱浆膜，向左右推进（**1-6-15**）。

· 对于膀胱肌层没有明显浸润的病例，把膀胱周围的脂肪层留在切除侧，紧贴膀胱肌层表面进行游离（**图1-6-16**）。理论上可以通过膀胱肌层表面的游离到达精囊腹侧（**图1-6-17a**），但实际上肌层很薄，如果膀胱肌层被削掉了，大多数就直接到达膀胱内腔了（**图1-6-17b**）。

图1-6-14 切断输精管

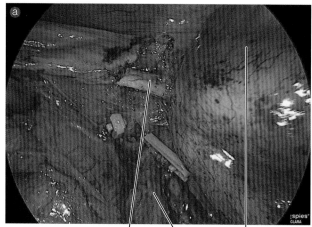

左输精管　左输尿管　肿瘤

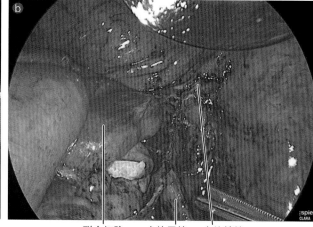

联合切除　右输尿管　右输精管
的小肠

图1-6-15 切除膀胱浆膜

图中箭头所示胃膀胱浆膜层切开线。

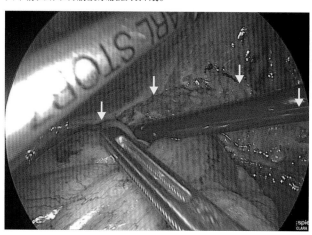

图1-6-16 膀胱肌层表面的游离

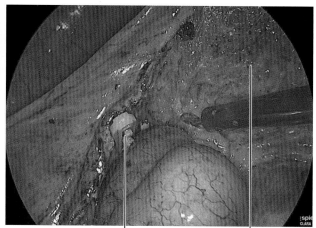

左输精管断端　　　膀胱肌层

图1-6-17 到达膀胱内腔

ⓐ：膀胱和精囊腺的位置关系（图中箭头：膀胱肌层表面的切除线）。

ⓑ：确认膀胱内腔。

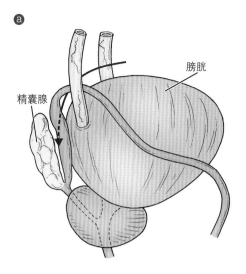

ⓐ

精囊腺

膀胱

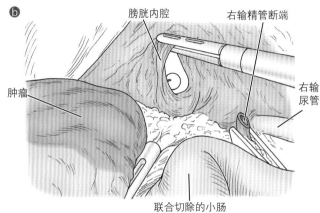

ⓑ

膀胱内腔　　右输精管断端

肿瘤

右输尿管

联合切除的小肠

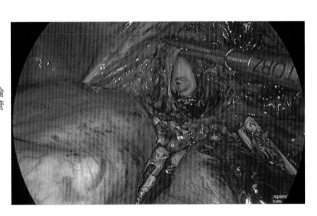

Step 2　剥离膀胱肌层，离断直肠

· 在本式的病例中，由于精囊腺腹侧的膀胱肌层没有肿瘤的浸润（如果该部位的膀胱肌层有浸润的话，膀胱三角部就很难保存，这就需要做膀胱全切术），因此该部位的膀胱肌层要给予保留，之后的剥离要靠近精囊腺一侧（**图1-6-18**）。

· 切除精囊腺，横向切开腹膜就到达直肠腹侧的邓氏筋膜（Denonvillier筋膜）腹侧（**图1-6-19**）。精囊腺是否一起部分切除，需要视具体病例而定。肿瘤较大，精囊腺周围的小血管有出血的话，想要获得良好的术野非常不容易。

· 在同等高度下处理直肠系膜，离断直肠（**图1-6-20**，标本切除后）。

图1-6-18 剥离膀胱肌层

ⓐ：离断线。

ⓑ：游离精囊腹侧、膀胱肌层背侧。

ⓒ：保留左输尿管。

ⓓ：游离精囊腺的腹侧。

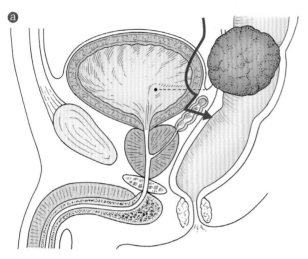

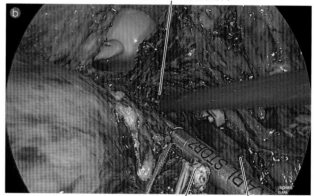

精囊腺腹侧、
膀胱肌层背侧的游离

右输精管
切除侧的断端　　右输尿管

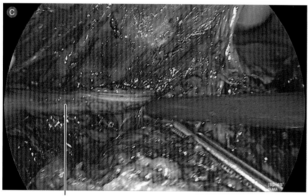

左输尿管

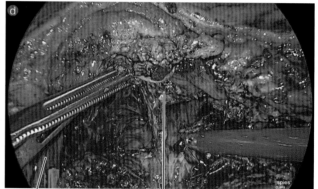

左输尿管　　　　膀胱肌层

图1-6-19 到达直肠腹侧

ⓐ：右侧。

ⓑ：左侧。

图中线：精囊离断线。

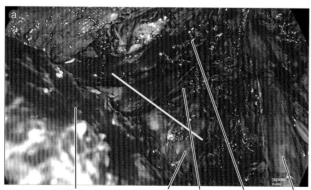

肿瘤　　　　　直肠　精囊　膀胱肌层　右输尿管

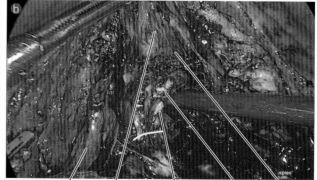

左输尿管　膀胱肌层　　直肠前面　精囊腺切除部　精囊腺

图1-6-20 标本切除后

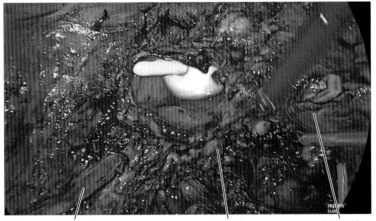

左输尿管　　　　　　　　精囊腺　　　　　　右输尿管

Step 3　间断缝合膀胱后壁

· 由于后壁没有浆膜残留，所以很难进行双层缝合，为了不将左右输尿管卷进来，在进行测漏试验的同时使用3-0可吸收线进行间断缝合，以免发生漏液（**图1-6-21**）。术后导尿管留置2周拔除。

图1-6-21 间断缝合膀胱后壁

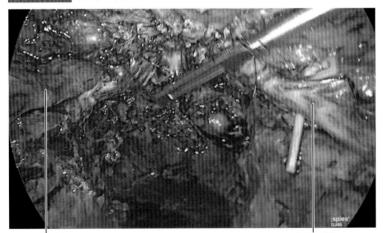

左输尿管　　　　　　　　　　　　右输尿管

 技术要点

· 想要把与道格拉斯窝粘连、浸润的肿瘤及道格拉斯窝一并切除，有时比膀胱全切还难。肿瘤学上是否可以安全地保留膀胱，术前需要结合MRI结果充分讨论。

尿路重建

- 关于尿路的重建，很多情况下需要委托泌尿科医生，详细内容请参照其他章节。膀胱部分切除术时，即使膀胱容量相当小（100mL左右），术后也可能不出现排尿障碍，因此膀胱扩大术的适应证还是极少的。

- 可以保留膀胱三角的病例，但是广泛切除了膀胱三角部以外的膀胱壁，此时也可以考虑利用回肠代膀胱扩大术。另外，对于膀胱部分切除术，同时行输尿管切除的病例，可以进行输尿管膀胱吻合（有时还可利用回肠做膀胱扩大术）。

参考文献

[1] Yoshida T, Shida D, Taniguchi H, et al: Long-term outcomes following partial versus complete cystectomy in advanced colorectal cancer with regarding to the extent of bladder invasion. Ann Surg Oncol 2019; 26: 1569-1576.

[2] Nagasue Y, Akiyoshi T, Ueno M, et al: Laparoscopic versus open multivisceral resection for primary colorectal cancer: comparison of perioperative outcomes. J Gastrointest Surg 2013; 17: 1299-305.

[3] Ogura A, Akiyoshi T, Konishi T, et al: Safety of laparoscopic pelvic exenteration with urinary diversion for colorectal malignancies. World J Surg 2016; 40: 1236-1243.

[4] 秋吉高志, 長嵜寿矢, 小西 毅, ほか：7. 他臓器浸潤直腸癌に対する合併切除術, ここが知りたい！ 腹腔鏡下大腸手術. 消外 2018；41：1061-1068.

经典的直肠扩大手术（以盆腔脏器全切术为主的病例）

腹主动脉周围淋巴结清扫

上原　圭
名古屋大学研究生院医学研究系科肿瘤外科学

前言

- 腹主动脉周围淋巴结（LN）清扫，曾在很多消化道癌的预防性淋巴结清扫中被广为应用，但是没有明确的证据证明其有效性。相反，在胰腺癌和胃癌的随机对照临床试验中，其有效性是被否定的。在结直肠癌方面，过去针对进展期乙状结肠癌等，也曾积极地对主动脉周围淋巴结实施整块清扫，但随着循证医学证据的补充，现在的治疗指南否定了该做法。但是，腹主动脉周围淋巴结清扫对淋巴结转移阳性病例到底有没有意义，至今仍存争议。许多文献报道虽然是回顾性研究，但已显示了其有效性，特别是对左侧结肠癌，以及直肠癌。

- 左侧结肠癌术后腹主动脉周围淋巴结清扫最重要的问题是保留重建肠管的血供，其技术难度极高（**图1-7-1**）。总的来说，与原发灶同时切除要相对容易得多，在发现肿大淋巴结时应考虑同时切除。另外，与原发灶同时切除，因为所有的解剖没有被破坏，对该区域的解剖学的理解和清扫流程，对于复发后的再次手术有很大的指导作用（**图1-7-2**）。本章主要介绍腹腔镜下乙状结肠切除，同时对腹主动脉淋巴结转移病例进行整块切除的手术步骤，并介绍其技术要点和注意事项。

图1-7-1 **低位直肠前切除术后腹主动脉周围淋巴结复发，清扫术后图**

如果损伤了第一次术后重建肠管的营养血管，就必须重新再次切除重建，这样对患者来说是非常不利的。对于复发病例，笔者团队原则上选择开腹手术。

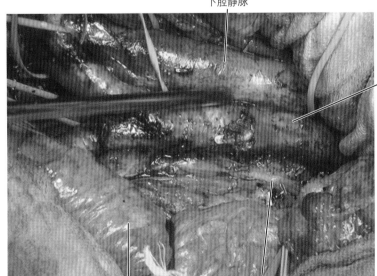

下腔静脉

肠系膜下动脉根部

重建肠管　　　交感神经干

图1-7-2 同时切除术后

不要一上来就选择复发的病例做腹主动脉周围淋巴结清扫。首先要选择原发的同时切除的病例，这样有利于辨识该区域的解剖，为今后复发癌的腹主动脉淋巴结清扫打下坚实的基础。

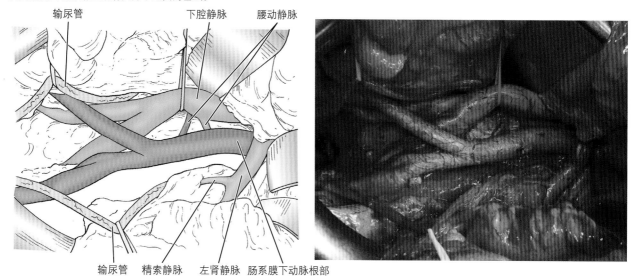

输尿管　下腔静脉　腰动静脉

输尿管　精索静脉　左肾静脉　肠系膜下动脉根部

术前注意事项

术前CT检查必须用薄层1mm图像，便于诊断，并充分检查主动脉周围区域。如果发现有肿大淋巴结，则追加PET检查（**图1-7-3**）。对于明确淋巴结转移者进行整块清扫，对可疑的淋巴结转移，进行术中快速病理检查。

图1-7-3 术前CT检查

ⓐ、ⓑ：术前CT检查提示降乙结肠交界进展期癌，伴有结肠旁淋巴结、主动脉左侧淋巴结肿大（箭头）。
ⓒ：PET检查发现肿大的淋巴结有明显的FDG聚集。

No.216淋巴结　　No.241淋巴结

左肾动脉　左肾静脉

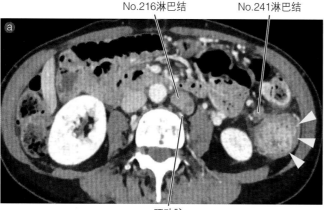

卵巢静脉

腰动脉

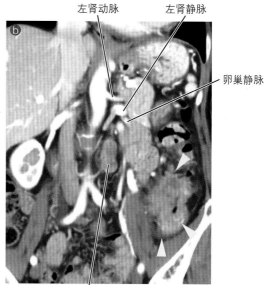

No.216淋巴结

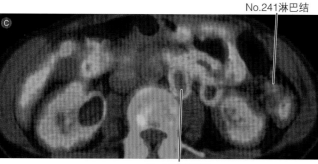

No.241淋巴结

No.216淋巴结

- 下段直肠癌向IMA根部（No.253）淋巴结转移的概率极低，文献报道为1.9%。这间接表明，下段直肠癌的腹主动脉周围淋巴结转移不是经由单纯向上走行的淋巴流，而是经由包括侧方淋巴结区域的后腹膜的淋巴流向较多，不仅是腹主动脉左侧，而且腹主动脉与下腔静脉之间，或者下腔静脉右侧的转移也是需要注意的。

- 另一方面，乙状结肠癌主要是沿着乙状结肠动脉淋巴流转移，后腹膜浸润的肿瘤也存在通过后腹膜淋巴转移的可能，但转移的区域是比较固定的。如果腹主动脉右侧没有肿大淋巴结，则必须在左肾静脉、腹主动脉、左髂总动脉周围的区域进行清扫（**图1-7-4**）。

图1-7-4 腹腔镜下乙状结肠切除，腹主动脉周围淋巴结的整块切除后

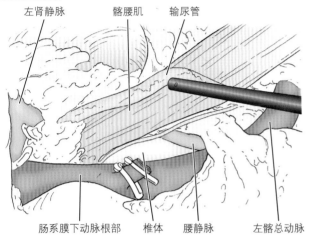
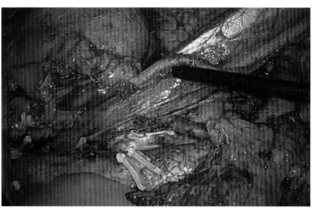

左肾静脉　　髂腰肌　　输尿管

肠系膜下动脉根部　椎体　腰静脉　左髂总动脉

实际的手术步骤和诀窍（▶1）

视频1

扫视频目录页
二维码

腹主动脉周围淋巴结清扫

Step 1 戳卡配置和手术步骤

- 戳卡配置与普通的乙状结肠切除术基本相同，采用五孔法。但是，右下戳卡如果过于偏向外侧，腹主动脉就会遮挡术野，淋巴结清扫的操作就会变得困难。虽然比平时更注意偏向内侧，但钳子一旦挂住肠系膜下动脉（IMA）根部的血管夹，就极其危险。如果操作困难，则应该毫不犹豫在下腹部正中追加5mm戳卡。

- 不要一上来就着手处理较难的部位，先从肿瘤较远的且比较熟悉的操作开始，这是手术的基本原则。从脾曲游离开始，显露腹主动脉的同时离断IMA，游离并且切断直肠，最后进行腹主动脉周围淋巴结清扫和乙状结肠系膜背侧的游离。

Step 2 脾曲游离

- 首先采取右侧卧位，将回肠置于盆腔内，确保左侧腹部的视野良好。用助手钳将肠系膜下静脉（IMV）牵向腹侧，从IMV右侧向脾曲部推进、游离降结肠系膜。也可以待游离到胰腺下缘后，直接从背侧向腹侧切开一层直接打开网膜囊腔，但这个操作仅适用于有经验的医生。在游离较为困难的时候，不要过于勉强，而是展开左侧横结肠系膜（**图1-7-5a**），在中结肠动脉左支外侧横结肠系膜上打开网膜囊腔。术前影像学检查有无副中结肠动脉，若有则予以保留。

- 在胰腺下缘水平切断IMV（**图1-7-5b**），沿胰腺下缘切开横结肠系膜根部。从内侧到脾曲充分游离后（**图1-7-5c**），沿着大网膜的结肠附着点离断大网膜，联合外侧游离，把脾曲结肠完整游离下来。

图1-7-5 脾曲游离

a：展开左侧横结肠系膜，在中结肠动静脉左支外侧打开横结肠系膜，进入网膜囊腔。

b：在胰腺下缘离断IMV。

c：从内侧到脾曲进行充分游离。

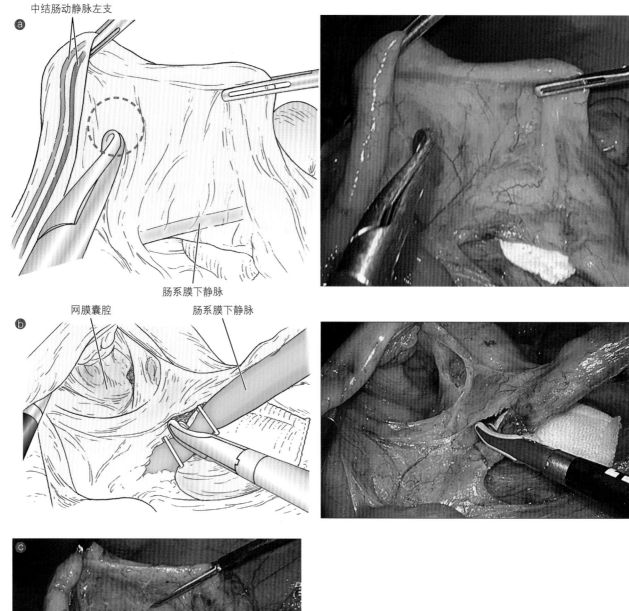

Step 3 显露腹主动脉前面和离断IMA

- 在腹主动脉分叉部头侧游离出腹主动脉右侧壁，沿该壁将膜向头侧切开到左肾静脉下缘附近（**图1-7-6a**）。为了不损伤十二指肠，要充分游离十二指肠空肠曲。显露出IMA根部并夹闭、离断（**图1-7-6b**）。虽然可以看到腹主动脉左壁，但这里不要太向左侧游离。

图1-7-6 显露腹主动脉前面和离断IMA

ⓐ：充分游离十二指肠，沿着腹主动脉右侧壁把膜向头侧切开到达左肾静脉附近。

ⓑ：显露出IMA根部，夹闭、离断。

IMV断端　左卵巢静脉汇入肾静脉处

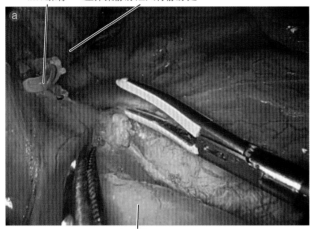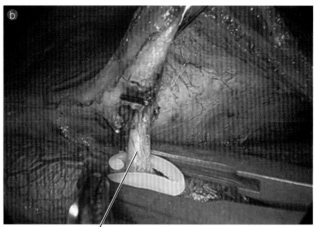

十二指肠　　　　　　　　　　　　　　　IMA

Step 4 游离与离断直肠

- 此时，恢复左右水平体位，依然保持头低位。将盆腔内的小肠向头侧牵开，确保视野。将直肠从盆腔中牵出，用助手钳呈面状展开。将腹主动脉右侧的切开线直接延长到尾侧，由于是切除腹下神经层的直肠游离，所以从骶岬高度稍尾侧开始要向直肠一侧切换层面，在神经保留层开始游离直肠。从右侧充分游离直肠后，切开左侧腹膜，使其与右侧的游离层相连。在与头侧的层面相连接处，离断上腹下神经丛（**图1-7-7a**）。

- 在处理完直肠乙状部系膜后，用自动切割闭合器离断直肠。将直肠断端向头侧翻转，这样左侧后腹膜的术野会明显改善。在该术野中显露出输尿管，并切断性腺血管末梢侧（**图1-7-7b**）。

图1-7-7 游离与离断直肠

ⓐ：在紧贴着腹主动脉的显露层和直肠游离层交会的地方，切断上腹下神经丛。

ⓑ：将直肠断端向头侧翻起，术野会变得更好。确认输尿管后，切断性腺血管末梢侧。

ⓐ

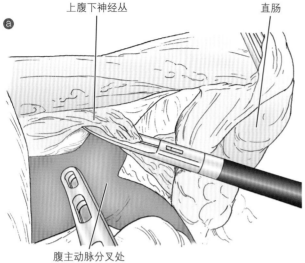
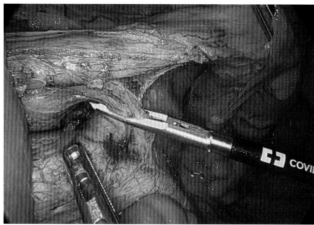

上腹下神经丛　　　直肠

腹主动脉分叉处

卵巢动静脉

ⓑ

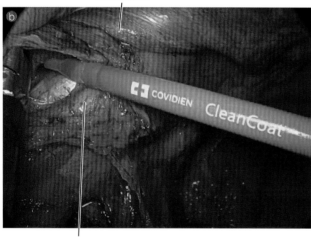

输尿管

Step 5 腹主动脉周围淋巴结清扫

· 沿着腹主动脉左侧壁向背侧前进，可见椎体。在椎体表面有腰动静脉走行（**图 1-7-8a**）。如果损伤腰动静脉的话，可能造成大出血，所以要格外注意。

· 到达左肾静脉下缘时，向外游离完全显露肾静脉下缘（**图1-7-8b**）。从尾侧游离 出与之汇合的性腺静脉，夹闭、离断（**图1-7-8c**）。为了防止术后发生淋巴漏， 淋巴结清扫的头侧缘要确切夹闭。背侧在椎体外侧需要保留交感神经干，切换到 髂腰肌腹侧层（**图1-7-8d**），将降结肠、乙状结肠系膜连同后腹膜组织向外侧 游离。

图1-7-8 腹主动脉周围淋巴结清扫

ⓐ：每个椎体前面有腰动静脉走行。

ⓑ：向外侧显露出肾静脉下缘。

ⓒ：离断从尾侧合流上来的性腺静脉。

ⓓ：背侧保留交感神经干，向外侧游离时向髂腰肌前面切换一层。

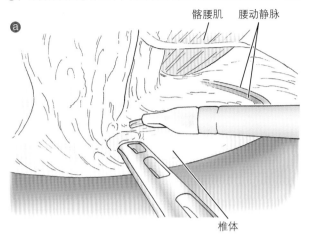

髂腰肌　腰动静脉

椎体

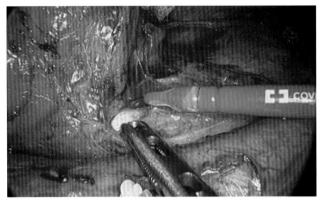

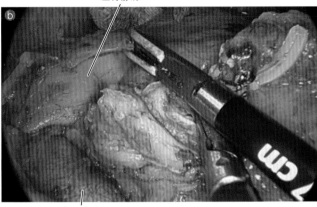

左肾静脉

腹主动脉

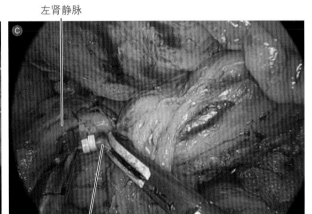

左肾静脉

左卵巢静脉

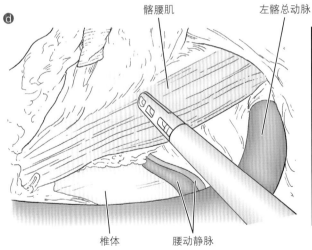

髂腰肌　　左髂总动脉

椎体　　腰动静脉

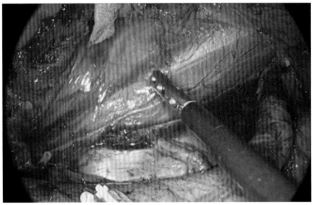

Step 6 从外侧游离到标本移除

· 外侧游离到背侧、尾侧与来自内侧的游离层相连。在头侧使外侧游离层和脾曲游离层相连。

· 最后保留输尿管，这样一台伴有腹主动脉淋巴结整块清扫的乙状结肠切除术就结束了。转入腹部小切口，取出标本。

Step 7 肠管吻合与留置引流管

· 肠管吻合采用双吻合技术（double stapling technique，DST）。由于该术式术后容易引起淋巴漏，除了向盆腔的吻合口留置引流管外，还要通过肠管背侧向肾静脉下缘留置一根引流管，固定好，防止引流管移位。

 结语

· 以上介绍了腹腔镜下伴有腹主动脉周围淋巴结清扫的乙状结肠切除术的步骤和技术要点。再次强调，做该手术需要充分理解解剖，有顺序地、安全地进行手术操作。术前要做好充分的功课和准备，以免对患者不利。

参考文献

[1] Sasako M, Sano T, Yamamoto S, et al: D2 lymphadenectomy alone or with para-aortic nodal dissection for gastric cancer. N Engl J Med 2008; 359: 453-462.

[2] Nimura Y, Nagino M, Takao S, et al: Standard versus extended lymphadenectomy in radical pancreatoduodenectomy for ductal adenocarcinoma of the head of the pancreas: long-term results of a Japanese multicenter randomized controlled trial. J Hepatobiliary Pancreat Sci 2012; 19: 230-241.

[3] Hashiguchi Y, Muro K, Saito Y, et al: Japanese Society for Cancer of the Colon and Rectum: Japanese Society for Cancer of the Colon and Rectum (JSCCR) guidelines 2019 for the treatment of colorectal cancer. Int J Clin Oncol 2020; 25: 1-42.

[4] Nakai N, Yamaguchi T, Kinugasa Y, et al: Long-term outcomes after resection of para-aortic lymph node metastasis from left-sided colon and rectal cancer. Int J Colorectal Dis 2017; 32: 999-1007.

[5] Sahara K, Watanabe J, Ishibe A, et al: Long-term outcome and prognostic factors for patients with para-aortic lymph node dissection in left-sided colorectal cancer. Int J Colorectal Dis 2019; 34: 1121-1129.

[6] Arimoto A, Uehara K, Kato T, et al: Clinical significance of para-aortic lymph node dissection for advanced or metastatic colorectal cancer in the current era of modern chemotherapy. Dig Surg 2015; 32: 439-444.

[7] Uehara K, Yamamoto S, Fujita S, et al: Impact of upward lymph node dissection on survival rates in advanced lower rectal carcinoma. Dig Surg 2007; 24: 375-381.

2 扩大TPE的极限：盆腔脏器全切联合盆壁外侧切除

骶骨联合切除术

相场　利贞[※1-2]，上原　圭[※1]

※1　名古屋大学研究生院医学系研究科肿瘤外科
※2　中东远综合医疗中心外科、消化外科

 前言

- 骶骨联合切除术是浸润到骶骨或与骶骨极其近的局部进展期原发直肠癌（locally advanced rectal cancer，LARC）或局部复发的直肠癌（locally recurrent rectal cancer，LRRC），与包括骶骨在内的邻近脏器一起整块切除，确保外科切缘阴性，达到根治效果的手术。特别是LRRC中需要骶骨联合切除的病例很多，说是常规手术也不为过。

- 不论是LARC还是LRRC，只要能通过该术式完整切除，就有根治的可能。但是，其技术难度和侵袭性很高，在实际手术前必须掌握手术适应证、组织解剖、手术技术等。本章对安全进行骶骨联合切除术所必须要掌握的事项进行说明。

 知道了"对面"的情况，手术就会做得更好

- 了解"对面"不仅能加深对解剖的理解，还能减轻对手术操作的恐惧。虽然实际实施骶骨联合切除术的机会很少，但学习其解剖、理论步骤，是提高日常手术技术的捷径。

 技术要点

- 针对LARC和LRRC的扩大手术，是否"R0切除"，要根据环周切缘（circumferential resection margin，CRM）的概念，应该以确保1mm以上的环周切缘为目标。

- 在盆腔扩大手术中，有很多关于外科完整切除的重要性的报道，"R0"，"切除断端没有癌细胞残留"被认为很重要。近年来，在针对LARC的全直肠系膜切除术（total mesorectal excision，TME）中，1mm以下的环周切缘被广泛认为是强有力的预后不良因素。扩大手术也同样强调"1mm切缘"的重要性。

- LARC和LRRC很难确保足够的切缘，但也有选择骶骨联合切除术可以保证1mm以上切缘的病例。这些知识是选择术式和决定切口范围时必须参考的。

手术适应证

- 骶骨联合切除术，由于其侵袭性大，且能达到根治性，在对本手术充分理解的基础上，需要严格把握适应证。LRRC病例的手术适应证如**表1-8-1**所示。适应证逐年扩大，目前技术上可切除，如果患者强烈要求进行手术，可作为手术适应证。另外，具有可切除的远处转移的病例也可作为手术适应证，但考虑到骶骨联合切除术的侵袭性，建议先行远处转移切除术，之后再二期切除骶骨或同时切除。

- 在骶骨联合切除术中，由于肿瘤背侧的骶骨是外科切缘，因此头侧及侧方切缘尤为重要。头侧切缘需要参照术前的MRI影像学检查观察骶骨切断水平来决定。切断水平以不造成行走障碍和脑脊液漏的第2骶骨下缘为上界原则，在第1骶骨下缘进行高位骶骨切断只适用于极个别病例。可一并切除的非骨性盆壁组织有骶棘韧带、骶结节韧带、梨状肌、尾骨肌、肛提肌、闭孔内肌的一部分，以及S2以下的骶骨神经，特别是在需要确保侧方切缘的病例中必须了解这些。

- 近年来，随着腹腔镜手术适应证的扩大，不仅对LARC，对LRRC也开始尝试采用腹腔镜手术。笔者团队只对手术安全且不降低根治性的病例选择腹腔镜手术。目前腹腔镜骶骨联合切除术是极具挑战性的，尚无循证医学证据。

表1-8-1 **手术适应证**

适用条件
· 病变局限，技术上可以安全切除
· 患者渴望进行根治性切除，延长生存时间，强烈希望进行手术的
禁忌证
· 肿瘤进展至骶骨角（L5/S1神经不可保留）
· 高度侧方浸润引起的下肢癌性淋巴水肿的

技术要点

- 同时伴有可切除的肝、肺转移的病例也可能成为骶骨联合切除术的适应证。但考虑到高度侵袭性，远处转移病灶切除应先于骶骨联合切除或同时切除。
- 在骶骨联合切除术中，确保头侧及侧方的外科切缘阴性，是根治性切除的关键。

手术须注意的解剖学事项

▶▶ 骶骨联合切除的特殊性

- 一般在消化道癌的根治术中，通过将病灶拉到面前进行切除是最常见的操作。另一方面，在骶骨联合切除的腹腔操作中，不能将肿瘤拉向面前，而必须反过来从背侧向腹侧推，这样比较容易操作。因此，为了安全完成手术，术前需要制订周密的手术计划（比如做什么、何时做、何处做、切什么），这样就必须掌握详细的解剖学知识。

- 骶骨联合切除的腹腔操作中，切除的脏器不能握在手中，必须向背侧推出。

▶▶ 骨性骨盆（骨盆骨）（图1-8-1）

- 骨盆由两侧的髋骨、骶骨及尾骨形成。髋骨由髂骨、耻骨、坐骨3块骨头联合而成。骶骨位于腰椎的远位，由5个骶椎愈合形成，构成骨盆的后壁。骶椎也和其他脊椎一样具有椎间盘结构，但由于骨性愈合，肉眼无法确认椎间盘。在骶骨前面有4条横线，是椎体愈合的痕迹。到第2骶椎为止，存在具有脑脊液的蛛网膜下腔，在此以下位置进行骶骨切除时，脑脊液漏的发生率极低。

- 骶岬角、骶骨前孔、坐骨棘是术前影像学诊断及手术中极其有用的解剖学标志。骶岬角及骶骨前孔用于腹腔侧手术中确认骶骨切断水平及确认骶神经保留与否。第2骶骨上缘与骶髂关节一致，在此水平切除骶骨的切面包括骶髂关节在内，面积极宽，其技术难度很高。S1神经骶骨前孔的凹槽是确认S1神经最可靠的标志。 骶棘韧带起始于坐骨棘并覆盖在腰骶神经干（坐骨神经）上。对坐骨棘及其附近进展的肿瘤进行坐骨棘联合切除时，必须充分注意在背侧走行的腰骶神经干，以防发生损伤。

- 切断骶骨的操作原则上是在俯卧位进行，必须掌握骶骨背面的解剖。骶骨背面正中有棘突愈合的骶正中嵴，内部有骶椎椎孔相连的骶管。另外，骶骨背面两侧有宽阔而牢固的臀大肌附着，从腹侧切除骶骨时，骶骨会妨碍术野，如果没有会阴侧的操作，将该附着部切下来是非常困难的。

图1-8-1 骨性骨盆
ⓐ：正面。
ⓑ：背面。

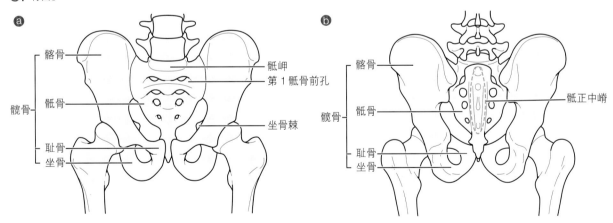

- 骶岬角、骶骨前孔、坐骨棘可以在术前影像学检查中或者术中作为解剖学标志。

▶▶ 非骨性骨盆

骨盆中有很多韧带和肌肉。特别是骨盆的韧带结构非常牢固，有时术中很难与骨头区分开来。

◯ 韧带（图1-8-2）

- 骶棘韧带及骶结节韧带是骶骨联合切除术中最为重要的韧带。骶棘韧带以坐骨棘为起始部，以骶骨下部及尾骨的侧缘为终点，在骶结节韧带前面交叉。
- 另一方面，骶结节韧带是连接坐骨结节和骶骨及尾骨侧缘的强大韧带，前面与梨状肌相连，后面与臀大肌相连。骶棘韧带和骶结节韧带之间有阴部内动静脉及阴部神经走行。如果在腹腔操作中切断骶棘韧带和骶结节韧带，从背部进行骶骨操作时，就可以很容易地与腹腔游离层相通。

◯ 肌肉（图1-8-3）

- 梨状肌、闭孔内肌、尾骨肌存在于骨盆内，可作为包裹肿瘤的切除边界一并切除。
- 梨状肌以骶骨前面为起始部，通过坐骨大孔以大转子前端为终点。闭孔内肌起于闭孔周围的髋内侧，通过坐骨小孔，止于大转子的转子窝。尾骨肌以坐骨棘为起点，尾骨为终点，作为肛提肌后方（背侧）的补充肌肉而存在。尾骨肌与肛提肌一起形成盆隔，在骨盆底起到支撑骨盆内脏的作用。

图1-8-2 **骶棘韧带和骶结节韧带（右）**

ⓐ：正面（斜位）。
ⓑ：背面。
※左侧骨盆移除后的示意图。

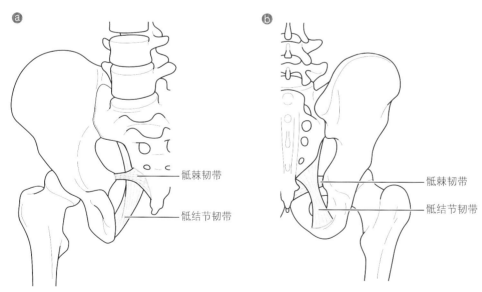

ⓐ

骶棘韧带
骶结节韧带

ⓑ

骶棘韧带
骶结节韧带

图1-8-3 梨状肌、闭孔内肌、尾骨肌（右）

ⓐ：正面（斜位）。
ⓑ：在ⓐ的基础上追加肛提肌。
※去除左侧骨盆的示意图。

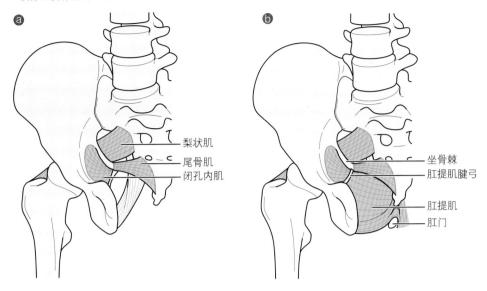

 技术要点

· 在骶骨联合切除术中，骶棘韧带和骶结节韧带是非常重要的结构，如果在腹腔
  操作时将其切开，在进行骶骨操作时，就可以很容易地与腹腔游离层相通。

· 梨状肌、闭孔内肌、尾骨肌存在于骨盆内，可作为包裹肿瘤的安全切缘一并
  切除。

▶▶ 骶神经（**图1-8-4**）

· 脊神经中从骶骨部伸出的5对神经称为骶神经。骶神经分为前后两支，前支通过骶
  骨前孔，后支通过骶骨后孔出椎管。后支比前支细，因为临床上需要处理的是前
  支，所以接下来主要针对前支进行阐述。

· 从第1、第2骶骨间的骶骨前孔出来的是S1神经。S1～S4的骶神经与L4神经的一部
  分及L5神经一起形成腰骶神经干，并向尾侧走行，通过坐骨大孔，成为坐骨神
  经。另外，S1～S4神经的分支为阴部神经。同样，S2～S4神经的分支成为盆腔脏器
  神经，与盆腔神经丛汇合。

· 在骶骨联合切除术中，由于切除的骶神经根的位置较高，因此行走功能、膀胱直肠
  功能有可能受损。Zoccali团队发现，保留双侧S2神经的病例为56.2%，保留双侧S3
  神经的病例为94.1%，在其下端的神经保留的病例为100%，均可正常行走。另外，
  关于膀胱直肠功能障碍，Kido等报道说，如果切除单侧S1～S5神经，其功能仍可保
  留，如果保留单侧S2神经，其功能仍可恢复或者不受影响。

图1-8-4 骶神经（右）

腰骶神经干通过梨状肌的前面、坐骨棘的背面，通过坐骨大孔成为坐骨神经。
※去除左侧骨盆的示意图。

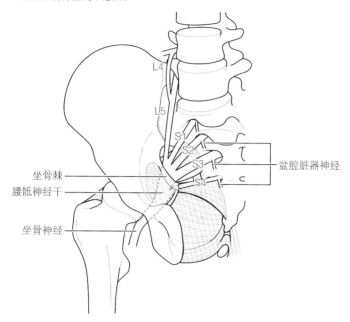

技术要点

- S1～S4的骶神经与L4神经的一部分及L5神经一起形成腰骶神经干，并向尾侧走行，通过坐骨大孔后成为坐骨神经。
- 骶神经切除术所伴随的神经症状因切除水平不同而异，但直接关系到术后的生活质量，因此有必要了解。对于LARC、LRRC的骶骨联合切除术，一般仅对第2骶骨下缘的切除病例需要保留S2神经根。

▶▶ 血管

○ 臀上动脉（图1-8-5）

- 臀上动脉是髂内动脉最大的分支，与臀上静脉及神经一起通过坐骨大孔（梨状肌上孔），从骶髂关节的下缘向背侧走行。臀上动脉从髂内动脉发出分支后，通过L5神经和S1神经之间，因此成为寻找骶神经的解剖学标志。虽然臀上动脉不是必须要保留的，但为了保持臀部（会阴创面）的血供，应该尽量保留。

○ 骶骨周围的静脉群

- 骶静脉损伤是导致大量出血的原因，所以掌握解剖和学习止血技术很重要。将其分为骶骨正面、骶骨侧面、骶骨内3个部位更容易理解（**图1-8-6**）。
- 在骶骨正面，存在以骶正中静脉和左右骶旁静脉为中心的静脉丛，无论骶骨的切断水平如何，都必须横断。
- 在骶骨侧面，重要的是要了解包含骶旁静脉在内的髂内静脉壁支的存在。骶骨的切除水平越高，从解剖学上看，它们与髂内静脉主干的距离越近，损伤时的出血量也就越多，因此需要谨慎处理。
- 骶内静脉丛通过穿支与骶骨正面和侧面的静脉形成交通网。穿支出血通常很难用普通止血法止血，使用止血棉的改良welding technique止血法有效（**图1-8-7**）。

图1-8-5 臀上动脉（右）

臀上动脉通过L5神经和S1神经之间，因此成为寻找骶神经的解剖学标志。

※移除左侧骨盆的示意图。

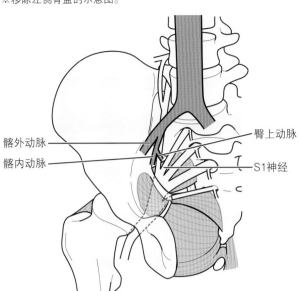

髂外动脉

髂内动脉

臀上动脉

S1神经

图1-8-6 骶骨周围静脉群

将骶骨周围的静脉群分为骶骨正面、骶骨侧面、骶骨内3个部位就容易理解了。

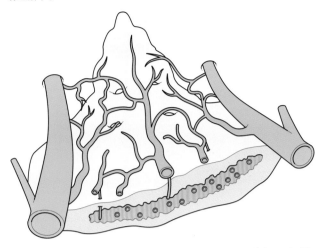

(Kido A, et al: J Orthop Sci 2011; 16: 286-90. より改変して転載)

图1-8-7 改良welding technique止血法

在骶骨前面出血难以止血的情况下，改良Welding technique止血法是有效的。

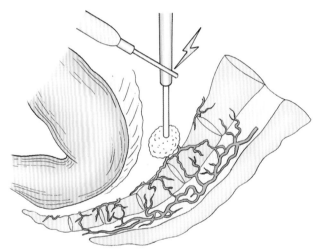

(Kido A, et al: J Orthop Sci 2011; 16: 286-90. より改変して転載)

✓ **技术要点**

· 臀上动脉在L5神经和S1神经之间走行，是识别骶神经的重要解剖学标志。

· 最大的出血源为骶静脉，其分为骶骨正面、骶骨侧面、骶骨内3个部位，这样比较容易理解。

手术技巧

- 本章以骶骨联合盆腔脏器全切术中，切除骶骨所需的技术为中心进行介绍。关于盆腔脏器全切术的详细内容，请参照本书其他部分。

 根据术前影像学检查，如果不能把手术流程清晰描绘出来，就不能够主刀

- 骶骨联合切除术要求非常熟悉盆腔肌肉骨骼系统的解剖学知识，这对普通的消化外科医生来说，要求太高了。应该经过充分学习，使上述解剖和以下所述的操作在脑子里形成深刻印象之后，再主刀。

Step 1 腹腔内操作

- 体位为截石位，从上腹部至耻骨联合正中切开。
- 首先游离膀胱前腔（Retzius腔）。进行膀胱前面的剥离，在前列腺两侧切开盆底内筋膜（endopelvic fascia），显露肛提肌。接着是处理前列腺表面的阴茎背深静脉的复合体（dorsal vein complex，DVC）（**图1-8-8**，**🔴 1**）。由于DVC的处理在静脉压升高时很难进行，因此建议在离断髂内静脉主干之前进行处理。DVC背侧的尿道通常从腹腔侧进行游离，但如果肿瘤靠近前列腺尖部，就很难确保足够的切缘。在这种情况下，如果在骨盆外从会阴入路切开尿道，沿着耻骨下缘向腹部游离，就容易确保切缘干净。
- 接着，在骶骨预定切断部位的头侧稍露出骶骨骨膜，大范围显露出离断线。可能伴有骶前静脉丛的出血，只要认准出血点，一边吸引一边用电刀进行凝固，就可以很好地止血。止血困难时，用纱布压迫，充分展开术野后，使用上述改良welding technique止血法等再次尝试止血（**图1-8-9**，**🔴 2**）。

视频1

扫视频目录页
二维码

使用专用钳将DVC夹闭

视频2

扫视频目录页
二维码

改良welding technique止血法

图1-8-8 **针对DVC的缝扎手术技巧**
ⓐ：确认DVC。
ⓑ：使用专用钳将DVC固定夹闭，缝扎。
ⓒ：一边烧灼一边切开夹闭的DVC。

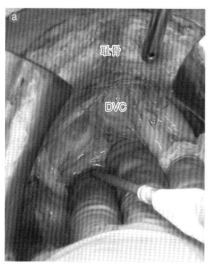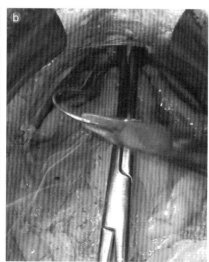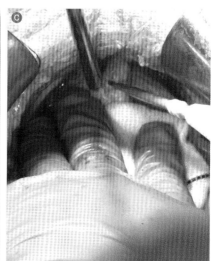

- 接着进行髂内血管的处理。从左右髂总动脉游离出髂内髂外动脉分叉部。在游离出髂外静脉下缘后，一边显露闭孔内肌，一边向内下方游离。切断闭孔动静脉，保留闭孔神经。在该操作过程中，可以辨识腰骶神经干和S1骶神经（**图1-8-10**， **3**）。在分出臀上动脉分支后双重结扎髂内动脉并离断。
- 接着处理臀下动静脉、阴部动静脉等末梢分支后，结扎切断髂内静脉主干。为了避免静脉系统淤血导致的大量出血，该操作顺序是最重要的。
- 输尿管游离，在尽可能保留周围的结缔组织和营养血管的同时慎重地游离输尿管，为了制作回肠导管，尽量紧贴膀胱侧从与左右髂总血管交叉的部位切开。
- 通过从背部进行骶骨操作，使其与腹腔内游离层按照预定处相通，这绝非易事。通过下面所述的会阴操作，在腹侧及侧面使会阴游离层与腹腔游离层相通，背部操作时就可以通过会阴创面轻松地与腹腔游离层相通。
- 在手术流程化比较定型的现在，虽然省略了会阴操作，但为此需要在腹腔操作中在预定切除部将骶棘韧带和骶结节韧带完全离断（**图1-8-11**）。

视频3

扫视频目录页
二维码

确定S1骶神经

图1-8-9　改良welding technique止血法

对骶岬角正下方骶骨前面的出血进行了改良welding technique止血。

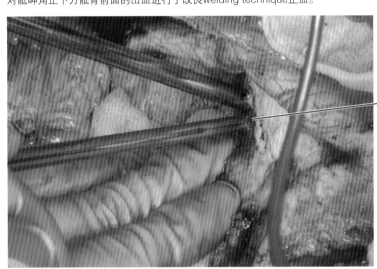

止血棉

图1-8-10　腰骶神经干（右）

S1、S2神经与L5神经一起形成腰骶神经干，向坐骨棘背侧走行。

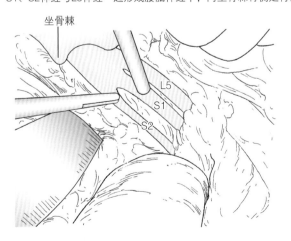

坐骨棘

L5
S1
S2

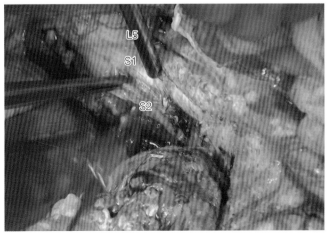

L5
S1
S2

图1-8-11 骶棘韧带，离断盆隔（尾骨肌及肛提肌）（右）

依次切开骶棘韧带及盆隔。骶棘韧带和骶结节韧带在腹腔操作时切开，之后的背部操作就会很容易与腹腔内游离层相通。

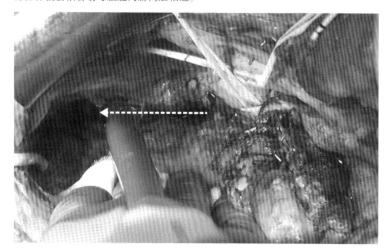

 技术要点

· 静脉系统的处理程序是避免大量出血的最关键点。

· 容易出血的DVC的处理应在静脉淤血较少的手术早期进行，髂内静脉主干的处理应在最后阶段进行。

· 有必要学习针对骶静脉出血的止血方法。

· 如果通过腹腔操作可以切断骶棘韧带和骶结节韧带，之后的背部操作就会很容易与腹腔内游离层相通。

Step 2 会阴操作（可省略）

· 会阴皮肤切开范围，男性以直肠切断术为准，女性以包括外生殖器在内的离断面为准。如果肿瘤浸润会阴部，可能需要广泛地切除会阴皮肤。

· 会阴操作出血的主要原因是骨盆底肌群淤血，为了减少出血，在髂内静脉主干结扎前进行会阴操作也是可行的方法。

 技术要点

· 会阴操作可省略，但在熟悉本术式之前，保留会阴操作是比较安全的。

Step 3 骶骨操作

· 习惯了该术式后，骶骨切断一般由结直肠外科医生进行。不过，如果需要高位切断骶骨，保险起见还是请骨科或者脊柱外科的医生来协助手术。

· 关闭腹部切口，变换体位为俯卧位。此时，腹压上升会导致静脉回流受阻，椎静脉丛的压力上升，导致骶骨截断时出血量增加，因此采用椎弓切除术时摆体位的四点支撑架，防止腹压上升（**图1-8-12**）。

· 皮肤切开范围是从会阴切口的背侧到预定的骶骨切断线头侧约10cm处，采取正中切开。

- 在省略会阴操作的情况下，此时还可以进行会阴皮肤切开。臀大肌用于以后的骨盆底重建，原则上应沿着骶骨骨膜进行剥离，充分显露骶骨背侧面（**图1-8-13**）。但是，如果肿瘤到达骶骨背侧，或者侧方复发从骶骨前面生长出来，为了确保外科切缘阴性，需要切除适量的臀大肌。
- 接着离断骶骨的韧带及肌肉。从会阴切口插入食指，确认骶结节韧带、骶棘韧带后，将其切开。如前所述，如果从腹腔侧切开这些韧带，就可以很容易地从会阴与腹腔游离层相通。梨状肌离断时，考虑到梨状肌腹侧有骶神经走行，必须注意保留好骶神经，切勿损伤。
- 离断骶骨首先削去骶正中嵴，开放骶管。第2骶骨下缘以下的骶骨予以离断切除，通常不需要结扎处理硬膜。插入左右食指，再次触摸腹腔侧游离的骶骨，切断预定线附近的骨膜，用骨锯或骨锥切断骶骨（**图1-8-14**， 4）。由于肿瘤与骶骨整体切除后，术野良好，此时赶紧用电刀、骨蜡迅速可靠地止血。
- 男性要确切地结扎尿道断端。如果不注意就有可能造成经尿道逆行性感染，引起盆腔炎。确切止血后，缝合臀大肌起始部、皮下、皮肤，关闭会阴切口。

视频4

扫视频目录页
二维码

骶骨操作

图1-8-12 四点支撑架

笔者团队使用椎弓切除术用的四点支撑架，采用俯卧位来防止腹压上升。

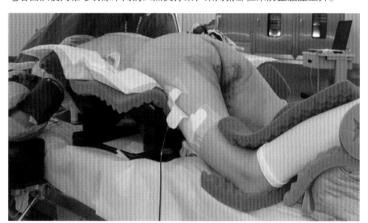

图1-8-13 背部操作

臀大肌的游离原则上应沿着骶骨骨膜进行。

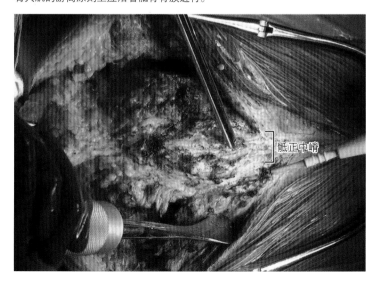

骶正中嵴

图1-8-14 截断骶骨

再次确认与腹腔侧游离层相通，使用凿子和锯离断骶骨。标本被移除后，术野变得宽阔，此时迅速确切地止血。

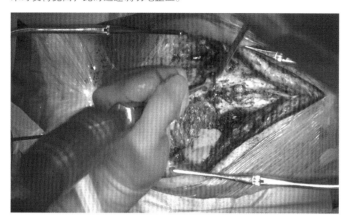

 技术要点

· 为了不增加出血量，采用四点支撑架的俯卧位。
· 为了防止对骶骨切断水平的误认，通过触诊确认腹腔操作中显露的离断线的骨膜是很重要的。

Step4 重建与关腹

· 体位再次改为仰卧位，腹腔内冲洗、确切止血后，进行尿路改道及人造肛门。尿路改道应委托泌尿科医生使用回肠导管进行。
· 为了预防坏死性盆腔炎，防止术中污染和确切地止血是前提条件，当然，整形外科的肌皮瓣填充和向骨盆内填充血流良好的大网膜也是有用的。最近越来越多的人使用腹直肌皮瓣。最后在骨盆底及骶骨断面处各留置一根闭式引流管。

 技术要点

· 由于长时间的手术，疲劳也达到了顶点，但是到最后也不能松懈，要充分地确切止血。

Step5 术后管理

· 术后1周彻底进行循环、呼吸、体液管理。骶骨联合切除术一般都同时实施尿路改道，特别是盆腔脏器全切术，随着回肠导管的设置，需要护理两侧的输尿管支架。当发现尿量下降时，使用5mL以下的小注射器，少量慢慢注入生理盐水，确认两侧输尿管支架没有阻塞。为了区别左右输尿管支架，右侧尖端是横断，左侧是斜切。
· 另外，由于骨切除后伴随剧烈疼痛，所以术后一般持续静脉给予阿片类药物，经口进食后，可以口服止痛药。

· 由于坏死性盆腔炎在术后1～2周出现，所以在术后第7天按常规进行胸腹部骨盆CT检查。会阴创面、背部创面由于引流管引流不畅导致液体潴留相对较多见，每天注意观察、酌情触诊就可以早期发现，并采取相应措施。对于保守治疗难治性的盆腔炎，迅速地打开会阴创口是最有效的治疗方法，值得高度注意的是，如果处理不及时，可能会导致严重的败血症休克。

 技术要点

· 术后早期要彻底进行全身管理。
· 坏死性盆腔炎通过仔细观察会阴和背部创面，可以早期发现，如果保守治疗难有改善的话，最关键的是及时开放切口引流。

 结语

· 本章主要针对LARC和LRRC的骶骨联合切除术，以解剖和手术技术为中心，对外科诊疗中认为有必要注意的事项进行了讲解。骶骨联合切除术对患者来说是可以达到根治的最后机会，对结直肠外科医生来说是一门一定要学会的技术。但是作为侵袭性极高的术式，它应该是在严格的手术适应证及周密的手术计划下，充分把握其特殊性的术者及团队才有资格开展的术式。

参考文献

[1] Uehara K, Ito Z, Yoshino Y, et al: Aggressive surgical treatment with bony pelvic resection for locally recurrent rectal cancer. Eur J Surg Oncol 2015; 41: 413-420.

[2] Heriot AG, Byrne CM, Lee P, et al: Extended radical resection: the choice for locally recurrent rectal cancer. Dis Colon Rectum 2008; 51: 284-291.

[3] Adam IJ, Mohamdee MO, Martin IG, et al: Role of circumferential margin involvement in the local recurrence of rectal cancer. Lancet 1994; 344: 707-711.

[4] PelvEx Collaborative: Surgical and survival outcomes following pelvic exenteration for locally advanced primary rectal cancer: Results from an international collaboration. Ann Surg 2019; 269: 315-321.

[5] Sasikumar A, Bhan C, Jenkins JT, et al: Systematic review of pelvic exenteration with en bloc sacrectomy for recurrent rectal adenocarcinoma: R0 resection predicts disease-free survival. Dis Colon Rectum 2017; 60: 346-352.

[6] Tanaka A, Uehara K, Aiba T, et al: The role of surgery for locally recurrent and second recurrent rectal cancer with metastatic disease. Surg Oncol 2020; 35: 328-335.

[7] Zoccali C, Skoch J, Patel AS, et al: Residual neurological function after sacral root resection during en-bloc sacrectomy: a systematic review. Eur Spine J 2016; 25: 3925-3931.

[8] Kido A, Koyama F, Akahane M, et al: Extent and contraindications for sacral amputation in patients with recurrent rectal cancer: a systematic literature review. J Orthop Sci 2011; 16: 286-290.

[9] 相場利貞, 上原　圭, 向井俊貴, ほか: 直腸癌局所再発に対する治療, 直腸癌局所再発に対する手術手技 仙骨合併骨盤内臓全摘術と成績. 外科 2016; 78: 1467-1473.

浸润到侧方盆壁的手术技巧及陷阱

上原　圭

名古屋大学研究生院医学系研究科肿瘤外科

 前言

- 由于在解剖学上骨盆窄且深，直肠肿瘤在骨盆中的侧方浸润或者侧方淋巴结转移一旦发生进展就很容易波及骨盆壁。在骨盆的侧方有髂内血管，以及腰骶神经干在其中走行，而外侧又有坐骨限定了这个空间。而侧方浸润的病例要求在这个窄且深的空间里安全地处理血管，以及保护神经的前提下进行完全切除，这也是盆腔手术里难度最高的术式。充分理解侧方浸润病例的手术技巧及危险点，不仅在局部复发直肠癌病例的手术中，而且在原发直肠癌的侧方浸润或侧方淋巴结转移的病例的手术中都有着重要意义（**图1-9-1**）。

- 笔者把局部复发直肠癌分为前方型、后方型、吻合口部型、侧方型、会阴型、骶骨部型等6种类型（**图1-9-2**）。据文献研究报道，其中侧方型的完全切除极其困难，预后也差。据Yamada等对60例局部复发直肠癌的切除病例研究显示，侧方型（28%）的5年生存率只有0；而Iversen等的研究，与其他复发型相比，侧方型的R0切除率明显降低，只有63%。Kuster等报道，侧方型复发病例切除后的局部再复发率高达56%。

- 如前所述，R0切除率如此低的原因就在于骨盆的解剖复杂。要想确切地切除侧方复发病例，就必须了解侧方骨盆壁的解剖学结构，以及手术切除线，而其中的重要

图1-9-1 侧方浸润病例

ⓐ：浸润到坐骨棘的局部复发直肠癌。

ⓑ：直肠癌侧方淋巴结转移的结外浸润病例。

ⓒ：局部进展期直肠癌的侧方浸润。

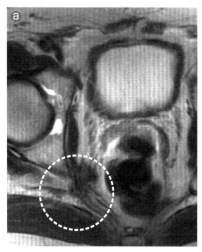 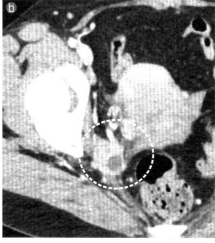 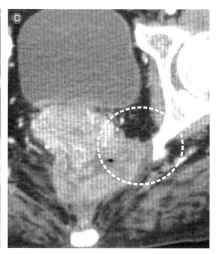

标志物就是外侧方的坐骨及坐骨棘、L5/S1神经及腰骶神经干（**图1-9-3**）。总之就是要求尽可能地将切除线设定在外侧的基础上，充分保留必要的神经。

图1-9-2 局部复发直肠癌的分类

局部复发直肠癌被分为前方型、后方型、吻合口型、侧方型、会阴型、骶骨部型等6种类型。

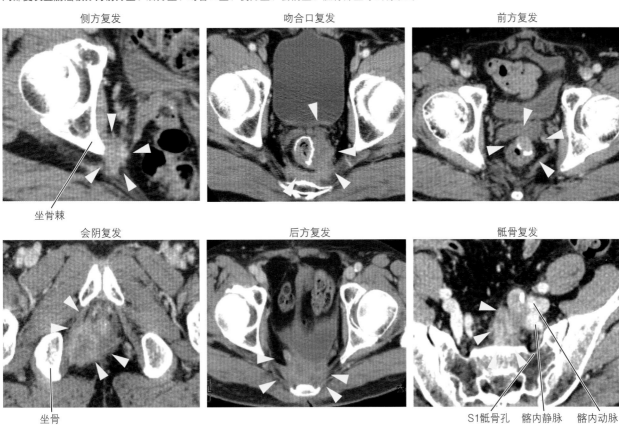

侧方复发　　吻合口复发　　前方复发

坐骨棘

会阴复发　　后方复发　　骶骨复发

坐骨　　　S1骶骨孔　髂内静脉　髂内动脉

图1-9-3 侧方复发病例

ⓐ：根据术前CT影像设定的切除线（黄色线）。

ⓑ：实际切除后的照片。

闭孔内肌　坐骨棘　　　L5　闭孔神经　腰骶神经干　坐骨棘　　骶棘韧带起始部断端

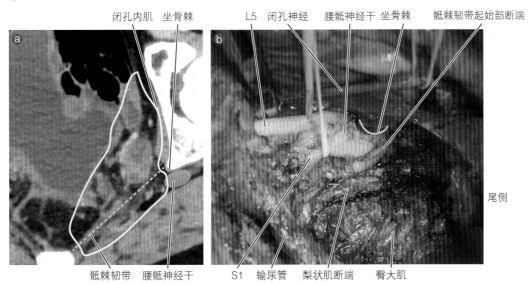

尾侧

骶棘韧带　腰骶神经干　　S1　输尿管　梨状肌断端　臀大肌

实际手术技巧

▷▷ 髂内血管的处理

· 侧方浸润病例中髂内血管干的处理是必不可少的。腰骶神经干走行于髂内血管的背外侧，术中为了确认其全貌，就需要将髂内血管干分离到切除侧。但是实际上，髂内静脉干紧贴在腰骶神经干的内腹侧，并在骶神经之间发出贯穿骨盆壁的分支血管。而这个骨盆壁静脉分支的安全处理极其困难，一旦出血就会有变成"血海"的危险，是盆腔扩大手术中最难的手术操作之一（**图1-9-4**）。关于髂内血管处理的详细手术技巧在其他篇章里有阐述，这里不再赘述。

图1-9-4 **髂内动静脉周围的解剖**

ⓐ：保留髂内动静脉干，仅切除脏层分支后的照片。
ⓑ：联合切除髂内动静脉干后的照片。

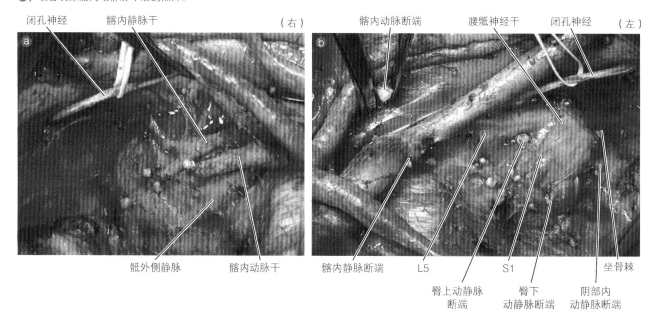

▷▷ 骶棘韧带的离断

· 联合切除非骨性骨盆壁时，外侧的切除线是由坐骨界定的。骶棘韧带起始于坐骨棘，附着于骶骨，是一个覆盖在臀大肌腹侧的强韧的韧带。其坚硬程度会让初次离断此韧带的外科医生误认为是骨头。其起始部的标志就是腰骶神经干及坐骨棘。

· 首先，在头侧定位出腰骶神经干之后朝着尾侧显露，神经进入到坐骨棘的背侧并向骨盆外侧走行，形成坐骨神经。在神经的腹侧突出的部分就是坐骨棘。而起始于坐骨棘内侧的就是由腹侧而来的尾骨肌及坚硬的骶棘韧带。骶棘韧带的背面走行着阴部内动静脉及阴部神经管。在此将骶棘韧带和背面的组织充分地分离并只切除韧带，然后再处理背面的血管。通过这样操作就可以安全地离断骶棘韧带（**图1-9-3**，**◁▷ 1**）。

视频1

扫视频目录页
二维码

骶棘韧带的离断

▶▶ 坐骨棘的离断

· 侧方进展浸润坐骨棘附近或者浸润到坐骨棘时，就需要联合切除坐骨棘。虽然在熟练地掌握解剖及手术技巧的情况下可以从腹部切除坐骨棘，但是为了安全地大范围切除，应该掌握背侧入路的切除技巧。

· 首先，与切除骶棘韧带一样，在头侧充分暴露出腰骶神经干。在坐骨棘背侧神经走行的部位，用线剪等器械插入神经和坐骨棘之间来保持两者之间有充足的空间。如果能够进行这个操作，就可以判断为可以切除（**图1-9-5a**）。紧接着离断覆盖在坐骨棘根部坐骨上较厚的闭孔内肌并露出骨表面，同时设定坐骨棘的离断线。

· 离断坐骨棘时，腰骶神经理所当然地走行在其背侧。从腹部离断坐骨棘时，务必注意骨凿不要损伤背侧的神经。事先用线剪插入神经和坐骨棘之间扩大空间的同时也可作为保护措施，然后用骨凿从腹侧切断坐骨棘（**图1-9-5b**）。离断后在其背后的腰骶神经干的内背侧可显露出臀大肌筋膜，沿着臀大肌向内侧剥离，侧方的离断即结束（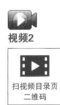**2**）。

· 从背侧联合切除坐骨棘时，需将体位变更为俯卧位。在此之前需要在坐骨棘的头侧充分切断腰骶神经干背侧的梨状肌，这样就可以从背侧更容易发现腰骶神经干。为了不使因骨盆内压升高而导致静脉压升高，俯卧位使用了四点支撑器（**图1-9-6**）。将臀大肌附着部从骶骨上剥离并向外侧剥离，以坐骨结节为标志物并在其头侧定位出坐骨棘，紧接着用胶条牵引从其头侧走向坐骨棘背外侧的坐骨神经。将神经充分地游离并向外侧牵引，尽可能地在外侧离断坐骨棘，联合切除即结束（**图1-9-7**）。

视频2

扫视频目录页
二维码

离断坐骨棘

图1-9-5 **坐骨棘的离断**

ⓐ：用线剪插入坐骨棘的背面和腰骶神经干钻入部位的腹侧之间，以确认肿瘤是否浸润神经。

ⓑ：为了不损伤腰骶神经干，用线剪保护的同时，从腹侧用骨凿切断坐骨棘。

坐骨棘　　　　　　　线剪

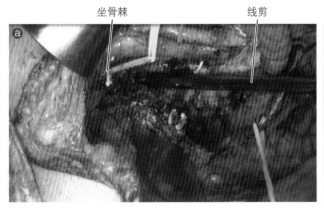

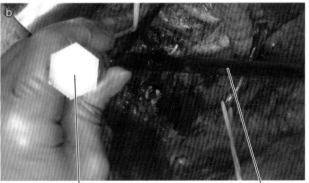

骨凿　　　　　　　线剪

图1-9-6 使用四点支撑器的俯卧位

在俯卧位切除坐骨棘时，为了减小因腹压上升引起静脉压力升高而导致大出血的风险，利用了脊柱手术时使用的四点支撑器。

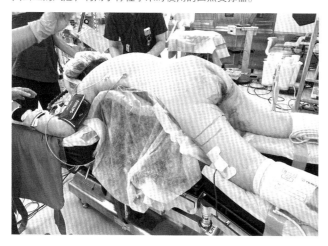

图1-9-7 背侧入路的坐骨棘离断

ⓐ：根据术前CT影像设定预定离断线（红色箭头：离断线；黄色箭头：肿瘤）。

ⓑ：俯卧位切除后的照片。游离坐骨神经，向外侧避开切除坐骨棘。

ⓒ：离断后的CT影像。

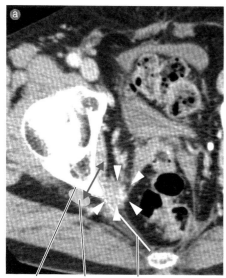

坐骨棘　坐骨神经　骶棘韧带

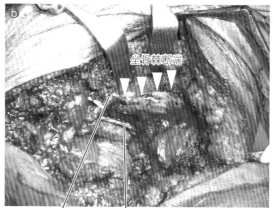

坐骨棘断端

坐骨神经　闭孔神经

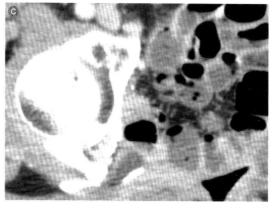

结语

在此，我们阐述了肿瘤侧方浸润时需要掌握的解剖，以及手术技巧，但此手术在盆腔扩大手术中也是最需要有高超的手术技巧及经验的术式。即使很确切地保留了神经，但由于神经周围的手术侵袭的影响，不可避免地都会有术后步行障碍、疼痛以及麻痹等并发症。而且如果不能够达到R0切除，会导致局部再复发率升高，考虑到这点，需要客观评估各医院及团队的水平，慎重决定手术适应证。

参考文献

[1] Yamada K, Ishizawa T, Niwa K, et al: Patterns of pelvic invasion are prognostic in the treatment of locally recurrent rectal cancer. Br J Surg 2001; 88: 988-993.

[2] Iversen H, Martling A, Johansson H, et al: Pelvic local recurrence from colorectal cancer: surgical challenge with changing preconditions. Colorectal Dis 2018; 20: 399-406.

[3] Kusters M, Dresen RC, Martijn H, et al: Radicality of resection and survival after multimodality treatment is influenced by subsite of locally recurrent rectal cancer. Int J Radiat Oncol Biol Phys 2009; 75: 1444-1449.

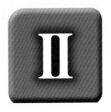

手术技术难点

盆腔脏器全切术DVC处理方法

植村　守，土歧祐一郎，江口　英利
大阪大学研究生院医学系研究科消化外科

 前言

- 盆腔脏器全切术是对局部进展期直肠癌及局部复发的直肠癌病例必要时采用的术式。特别是男性患者，出现膀胱、精囊及前列腺浸润的病例并不少见，与女性患者相比，为了追求根治而更多地采用盆腔脏器全切术。近些年受到低侵袭性手术趋势的影响，腹腔镜手术在盆腔手术区域也盛行起来。即使盆腔脏器全切术这样的扩大手术也渐渐地拓宽了手术适应证。

- 在腹腔镜手术中，术中气腹压及头低位反而形成了对盆腔扩大手术中时不时发生的静脉出血问题的有利环境，如果熟练掌握了手术技巧，就有可能将出血控制在最低限度。但是在男性患者的盆腔脏器全切术病例中，Santorini静脉丛常有大出血的情况，需要充分注意。为了手术安全，就需要熟练掌握解剖，以及手术技巧。

 腹腔镜下的盆腔脏器全切术

- 最近研究表明，即使是盆腔扩大手术中被认为是侵袭度最高的手术之一的盆腔脏器全切术也可以从腹腔镜手术中获益。

- 在笔者所在医院，对初发的进展期直肠癌的盆腔脏器全切术和高难度的局部复发直肠癌病例的盆腔脏器全切术的病例，进行了腹腔镜手术和开腹手术的比较研究。手术时间上，两种手术方法没有显著差异，但是腹腔镜手术出血量显著减少（**图2-1-1**、**图2-1-2**）。在男性患者中时常有1000mL左右的出血量，出血的主要原因是前列腺周围的手术操作。

图2-1-1 初发进展期直肠癌病例的盆腔脏器全切术的手术时间及出血量

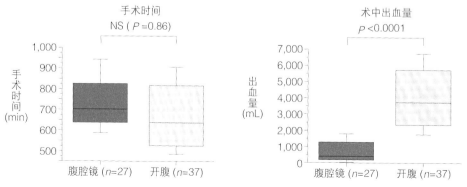

图2-1-2 局部复发直肠癌病例的盆腔脏器全切术的手术时间及出血量

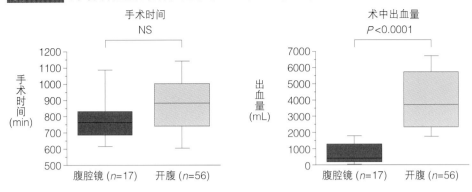

手术时间
NS

术中出血量
P<0.0001

 前列腺周围的解剖

- DVC是"dorsal vein complex"的缩写，也被称为Santorini静脉丛或者阴茎背深静脉丛，但是由于其中也存在着动脉，近年来也被当作"dorsal vascular complex"的缩写。对存于前列腺筋膜下的这个部位进行适当处理，是作为控制出血的安全手术操作所不可或缺的。

- 盆腔脏器全切术时，向尾侧及会阴侧分离Retzius腔隙（耻骨后腔隙，膀胱前腔隙：下方以耻骨前列腺韧带为界），会在Retzius腔隙下方发现耻骨与前列腺之间的左右耻骨前列腺韧带，以及在前列腺前面正中走行的阴茎背深静脉浅支，将其切断（**图2-1-3**）。

- 在前列腺的前方及外侧的筋膜较肥厚，形成前列腺筋膜（prostatic fascia）。一旦暴露出前列腺筋膜，筋膜下即是DVC，这个部位的处理对于控制出血极为重要。前列腺筋膜有时也被称为骨盆外侧筋膜（lateral pelvic fascia）、骨盆旁筋膜（parapelvic fascia）。前列腺实质的更外侧的纤维组织被称为前列腺被膜（prostatic capsule），与前列腺筋膜之间的结缔组织内有DVC存在。在前列腺的外侧，前列腺筋膜和肛提肌筋膜相融合（**图2-1-4**）。

图2-1-3 前列腺周围的浅表部分的解剖

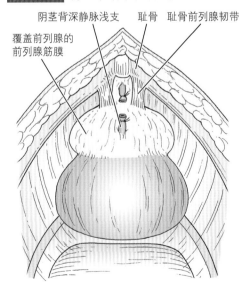

阴茎背深静脉浅支　耻骨　耻骨前列腺韧带
覆盖前列腺的
前列腺筋膜

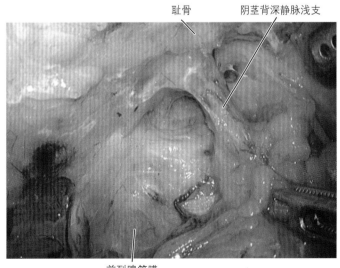

耻骨　　　阴茎背深静脉浅支

前列腺筋膜

- 尿道外括约肌由外侧的横纹肌和内侧的平滑肌构成，内侧的平滑肌分为环形肌和纵行肌。尿道离断后，可看到纵行括约肌（**图2-1-5**）。与完全离断尿道后缝合尿道断端相比，在确认了纵行括约肌时，就用血管夹确保夹闭处理，再离断尿道会更容易。在膀胱内有肿瘤浸润的情况下，为了防止肿瘤扩散，也建议采用hamLock血管夹。

- 尿道离断后，背侧可见到被邓氏筋膜（Denonvilliers筋膜）覆盖的直肠。在能够确保外科切缘阴性的情况下，尽量减轻无效腔，这样可以降低术后感染风险，在该部位离断直肠，保留肛门。

图2-1-4 前列腺周围的解剖

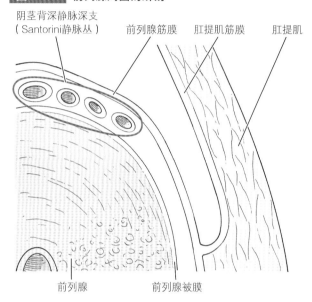

阴茎背深静脉深支（Santorini静脉丛）　前列腺筋膜　肛提肌筋膜　肛提肌

前列腺　前列腺被膜

图2-1-5 尿道外括约肌的术中所见

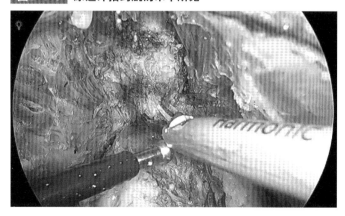

DVC的处理方法

- DVC处理的重点是简单和确切地控制出血。缝扎法作为明确的方法之一很久以前就存在，但随着腹腔镜手术的普及，DVC的处理方法也出现了多种变化。以穿刺缝扎法为首，接下来我们介绍3种经典的方法。

▶▶ 结扎处理法

- 采用缝扎止血法的处理比以往更广泛。开腹手术通常用圆钳夹住，在中央把DVC静脉聚拢，缝扎后再离断。腹腔镜手术同样将DVC连同前列腺覆盖膜缝扎并离断，离断后前列腺前面可显露至尖部（**图2-1-6**）。这种方法对于预防大量出血是可行的，但从完全控制出血的角度来看，还是有一些不足之处。
- 随着机器人辅助下前列腺全切术的普及，DVC的处理出现了先结扎后离断、先离断后结扎、无结扎离断等不同的处理方法。但在无结扎离断的情况下，应注意一旦气腹结束和头低位复位后，可能会造成迟发的出血。

图2-1-6 腹腔镜手术中的DVC结扎处理

ⓐ：DVC的显露。

ⓑ：离断游离的DVC。

ⓒ：结束结扎。

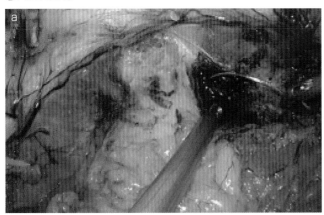
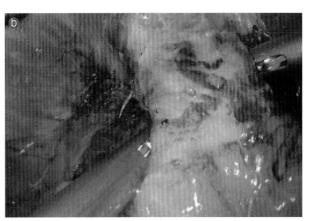
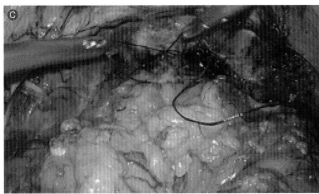

▶▶ 柔凝预止血法（precoagulation法）

- 笔者团队为了减少术中出血，从2016年开始积极实施采用球电极的柔凝预止血法（precoagulation法）。该法使用带冲水功能的球电极（**图2-1-7**），通过柔凝预先凝固待离断的DVC，然后使用超声波凝固切开装置锐性离断（**图2-1-8**）。
- 采用该法后，男性病例的出血量明显减少（**图2-1-9**），目前已成为标准DVC处理方法之一。但由于预先凝固时的热效应，可能造成神经及尿道损伤，不适用于前列腺全切术（尿道–膀胱吻合）这样的病例。

图2-1-7 有冲水功能的球状柔凝装置

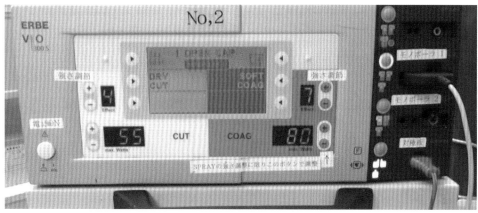

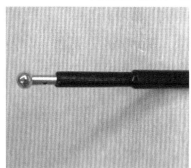

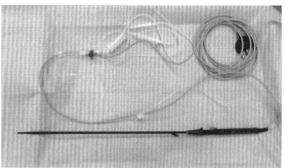

图2-1-8 使用柔凝预止血（precoagulation）法和超声波凝固切开装置处理DVC

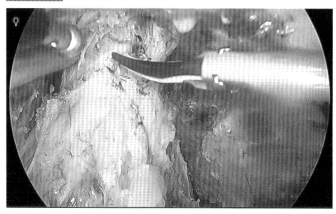

图2-1-9 腹腔镜下盆腔脏器全切术中DVC处理方法的出血量差异

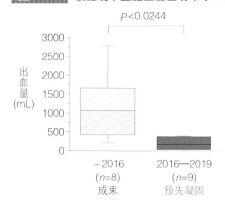

▶▷ 用直线切割闭合器处理DVC

· 2018年以来，对于盆腔脏器全切术，积极采用联合经肛经腹腹腔镜手术。对于肿瘤较大的病例，用通常的经腹方法难以越过肿瘤，在该肿瘤尾侧进行手术操作极为困难，或者其他局部复发直肠癌病例，以及骨盆内有高度粘连和组织硬化的病例也可以考虑此法。

· 通过经肛方法离断尿道，此时也可以像上述经腹操作一样离断尿道，离断后就可以看到纵括约肌（**图2-1-10**）。

· 经肛离断的另一个优点是，可以从经肛操作（经会阴操作）部位插入直线切割闭合器，一块处理DVC和尿道（**图2-1-11**）。不过，采用这种方法需要将直线切割闭合器夹闭的组织厚度尽量减薄。如果不注意，即使是黑钉仓，也会引起钉成形不良和闭合错误，这是值得我们注意的。

图2-1-10 经肛操作时纵向走行的尿道外括约肌

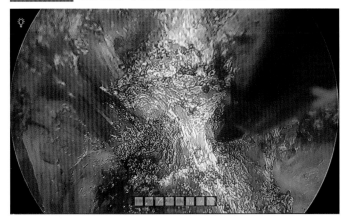

图2-1-11 经肛操作插入直线切割闭合器，进行DVC、尿道一并处理

ⓐ：DVC、尿道一并处理。
ⓑ：DVC、尿道处理后。

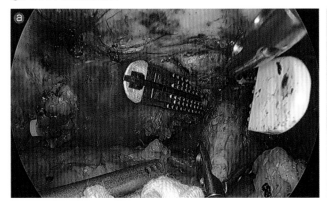
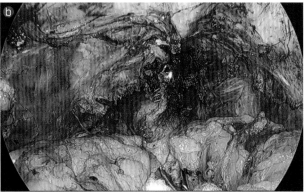

结语

· 在盆腔扩大手术中，如何控制术中出血是确保高质量手术、预防术后并发症等极为
重要的因素。在盆腔脏器全切术中可能遇到的出血中，需要熟练控制髂内静脉系统
的偶发性出血和男性病例中的DVC出血。特别是对于DVC出血，了解前列腺周围的
解剖，熟练掌握出血控制方法是非常重要的。另外，为了应对各种突发事件和困难
病例，拥有多种"法宝"也很重要。

参考文献

[1] 植村　守, 関本貢嗣, 三宅正和, ほか：9. 仙骨合併切除·骨盤内臓全摘術における局所解剖. 手術 2017；71：555-565.

[2] Ichihara M, Uemura M, Ikeda M, et al: Safety and feasibility of laparoscopic pelvic exenteration for locally advanced or recurrent colorectal cancer. Surg Laparosc Endosc Percutan Tech 2019; 29: 389-392.

[3] Uehara K, Nakamura H, Yoshino Y, et al: Initial experience of laparoscopic pelvic exenteration and comparison with conventional open surgery. Surg Endosc 2016; 30: 132-138.

[4] Walz J, Burnett AL, Costello AJ, et al: A critical analysis of the current knowledge of surgical anatomy related to optimization of cancer control and preservation of continence and erection in candidates for radical prostatectomy. Eur Urol 2010; 57: 179-192.

[5] Uemura M, Ikeda M, Sekimoto M, et al: Prevention of severe pelvic abscess formation following extended radical surgery for locally recurrent rectal cancer. Ann Surg Oncol 2009; 16: 2204-2210.

髂内血管的处理方法

小仓　淳司，上原　圭
名古屋大学研究生院医学系研究科肿瘤外科

 前言

- 髂内血管的处理对于外科医生来说是必须掌握的一项外科技术。髂内血管处理分为以下3种。

  （1）髂内动静脉脏支切除。

  （2）髂内动脉主干联合切除。

  （3）髂内动静脉联合切除。

  接下来分别对各自的要点进行讲解。

 髂内血管的解剖

- 髂内血管分支有脏支和壁支，有多种变异。脏支是髂内动静脉主干向盆腔内器官分出的血管。主要向内侧面发出分支，髂内动脉脏支从中枢侧开始分为：脐动脉、膀胱上动脉、子宫动脉（男性输精管动脉）、膀胱下动脉等。另一方面，静脉的走行变化多端，并不一定是与动脉伴行的。充分暴露髂内动静脉的主干，确认分支的走行与安全的血管处理相关。壁支是朝向骨盆壁的分支，如果保留通常沿着骨盆壁走行的髂内动静脉主干，则不一定需要确认其分布。

- 脏支以髂内动脉主干为起始点，被称为膀胱系膜的膀胱下腹部筋膜所包裹，这样想就容易理解了（**图2-2-1**）。膀胱系膜的内侧有被输尿管腹下神经前筋膜包裹的腹下神经、盆腔神经丛，外侧有闭孔神经、闭孔动静脉贯通的闭孔腔脂肪存在。把这个"膀胱系膜"作为游离面广泛地进行游离，使髂内动静脉主干从前面显露出来，此时就完全看到髂内血管的脏支，按照先后顺序离断各个分支，主干就自然而然地保留下来了。这与右半结肠切除显露外科干（surgical trunk）的淋巴结清扫完全相同。

- 离断髂内血管主干时，壁支的离断是不可避免的。由于壁支是从主干背侧贯穿骨盆壁走行的，是贴着骨盆壁走行的静脉，所露出的"桩"很短，因此处理时需要特别注意。如果处理失败，血管断端会缩进骨盆壁，导致大量出血，且止血极其困难，因此是骨盆手术中最惊险的手术操作之一。

- 臀上动脉是最粗的髂内动脉的分支，从梨状肌上孔向骨盆外延伸。臀上动脉走行于腰L5、S1神经之间，为了保护行走功能，臀上动脉是作为保存神经的重要解剖学标志。

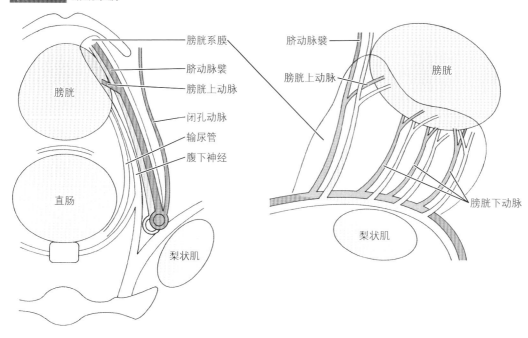

图2-2-1 膀胱系膜

膀胱系膜
脐动脉襞
膀胱上动脉
闭孔动脉
输尿管
腹下神经
膀胱
直肠
梨状肌

脐动脉襞
膀胱上动脉
膀胱
膀胱下动脉
梨状肌

 手术技巧

▷▷ 髂内动静脉脏支离断（图2-2-2）

· 在保留主干、离断脏支时，在血管处理之前，沿着膀胱下腹部筋膜游离膀胱系膜。

· 沿着脐动脉末梢的外侧游离膀胱下腹部筋膜，继续向背侧游离，相对来说是比较容易的。将闭孔周围的脂肪组织整块切除时，一般不进行膀胱系膜的外侧游离，此时，采用与侧方淋巴结清扫相同的方法，在外侧游离出髂外静脉和闭孔内肌，尾侧充分游离到闭孔外侧，直至肛提肌腱弓为止。保留闭孔神经，切断其背侧走行的闭孔动静脉。从外侧向内侧离断数条细小的闭孔静脉，将髂内动静脉的外侧显露出来。

· 内侧游离根据是否保留盆腔神经丛而游离的层次也不同。保留盆腔神经丛时，采用与保留自主神经的侧方淋巴结清扫相同的方法，将盆腔神经丛外侧沿着膀胱下腹部筋膜游离至膀胱系膜内侧。

· 联合切除神经时，在骨盆神经丛的起始段内侧、背侧留出空间是很重要的。如果事先已经完成了直肠游离，则背侧、内侧空间已经显露出来，但如果直肠与神经之间存在肿瘤，则需要进行整块切除，因此应将直肠背侧向侧方扩大游离，以确认骨盆神经丛的起始点。然后，从中枢侧显露髂内动静脉主干，其内侧存在的是神经丛的起始段，将其离断。

· 膀胱系膜游离完成后，髂内动静脉主干的中枢侧被显露出来了。依次确认血管根部的起始段并逐一离断，就可以把整个脏支血管离断，只保留了髂内血管主干。

图2-2-2 离断髂内动静脉脏支

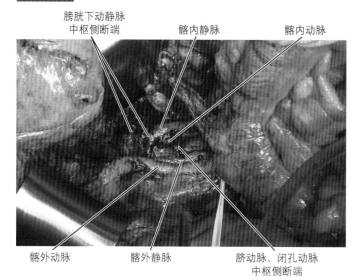

膀胱下动静脉
中枢侧断端　　　髂内静脉　　　髂内动脉

髂外动脉　　　髂外静脉　　　脐动脉、闭孔动脉
中枢侧断端

▶▶ 髂内动脉主干联合切除（**图2-2-3**， 1）

视频1

扫视频目录页
二维码

联合切除髂内动脉主干

- 虽然髂内动静脉给人的印象是伴行的，但实际上静脉是贴着骨盆壁走行的，而动脉却意外细，而且离腹侧有些远。因此，根据肿瘤的浸润程度，有时只切除动脉，有时需要联合切除髂内动静脉。

- 游离血管周围后，动脉很容易被显露出来，与静脉不同，动脉壁很韧，可以承受一些牵引，所以比较容易显露动脉的背侧。进行动脉主干离断时，从出血控制的角度出发，应尽早离断中枢侧。首先用2-0丝线将中枢侧结扎（**图2-2-4a**），接着用钳子夹闭末梢侧（**图2-2-4b**），最后用不可吸收线缝扎中枢侧并离断（**图2-2-4c、d**）。这时也要注意血管背侧的骨盆壁支。预留足够的结扎距离，防止血管缩回盆腔后造成大量出血。末梢侧无结扎机会时，不要勉强结扎，应用手术钳将周围充分剥离后，再结扎或缝扎。

- 在根部离断髂内动脉时，需要切断臀上动脉。如前所述，臀上动脉与其外背尾侧走行的髂内动脉主干稍并行后，与应保留的L5/S1神经分叉处穿出盆腔。为了显露动

图2-2-3 髂内动脉主干联合切除

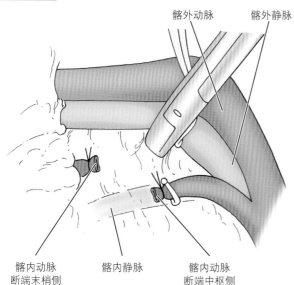

髂外动脉　　　髂外静脉

髂内动脉
断端末梢侧　　　髂内静脉　　　髂内动脉
断端中枢侧

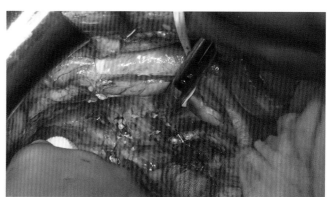

图2-2-4 髂内动脉干的离断

ⓐ：中枢侧用2-0丝线结扎。
ⓑ：用止血钳钳住末梢。
ⓒ：中枢侧用非可吸收线缝扎。
ⓓ：动脉切断。

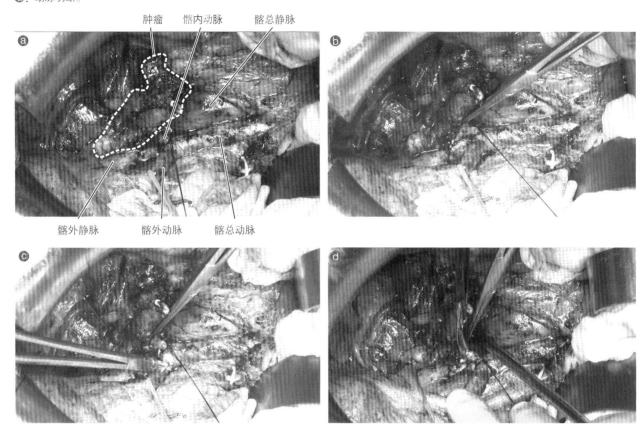

脉，如果不小心在远离主干的部位切开或者使用能量装置，就会造成神经损伤，导致术后下肢疼痛和运动障碍，因此需要引起注意。反之，如果能清楚看到臀上动脉的走行，就能够很确切地识别S1神经。从动脉主干直接分出的壁支并不多。将臀下动脉离断，最后将从梨状肌下孔向骨盆外穿出前的阴部内动脉结扎、离断。

▶▶ 髂内动静脉联合切除（图2-2-5，🎬 2）

· 静脉联合切除不仅适用于癌或淋巴结转移的直接浸润，有时也用于高位骶骨联合切除时控制出血等情况。毫不夸张地说，髂内静脉的处理直接关系到骨盆手术的安全，因此髂内静脉的处理方法是骨盆外科医生必须掌握的技术。

· 静脉与动脉不同，静脉附着在背侧骶神经前面的结缔组织上，因此很难有足够结扎的长度。另外，静脉壁太薄，容易撕裂造成大出血，之后的操作将极为困难。静脉变异比动脉常见，术前影像学诊断也有局限性，这也是静脉联合切除难度特别高的原因。

· 静脉处理的原则是避免静脉从淤血，应尽可能从末梢侧开始处理，主干离断应在骨盆操作的最后阶段进行。

· 为确保安全，在处理前将髂内静脉主干游离开来后，用血管带牵拉开，然后从末梢的阴部内动静脉向中枢侧，依次进行壁支的结扎、离断。主干断端用不可吸收线进

视频2

扫视频目录页
二维码

髂内动静脉联合切除

行双重缝扎、离断。髂内静脉根部不能确保游离出一段距离的话，则对髂总静脉及髂外静脉进行游离，用血管带牵开，对汇入髂总静脉的骶正中静脉、骶旁静脉，以及流入髂外静脉的腰大肌无名静脉等周围的分支进行处理后，再进行夹闭。然后楔

图2-2-5 髂内动静脉联合切除

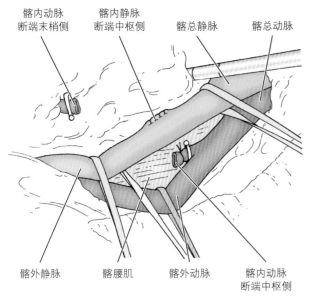
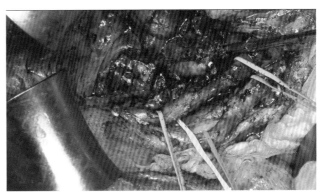

髂内动脉断端末梢侧　髂内静脉断端中枢侧　髂总静脉　髂总动脉

髂外静脉　髂腰肌　髂外动脉　髂内动脉断端中枢侧

图2-2-6 髂内静脉的离断

ⓐ：确定髂内静脉。

ⓑ：髂内静脉根部的楔状切除。

ⓒ：用3-0不吸收线连续缝合封闭。

ⓓ：离断、缝合结束后的图片。

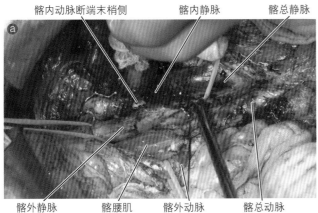
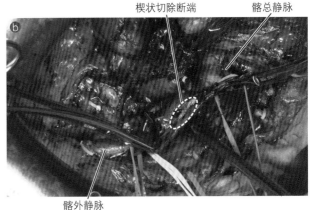

髂内动脉断端末梢侧　髂内静脉　髂总静脉

髂外静脉　髂腰肌　髂外动脉　髂总动脉

楔状切除断端　髂总静脉

髂外静脉

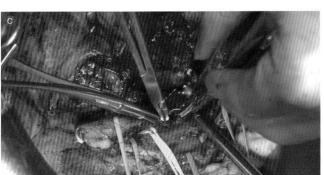
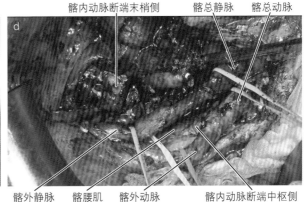

髂内动脉断端末梢侧　髂总静脉　髂总动脉

髂外静脉　髂腰肌　髂外动脉　髂内动脉断端中枢侧

状切除髂内静脉根部（**图2-2-6a、b**），用3-0不可吸收线对血管进行连续缝合封闭（**图2-2-6c、d**）。开放髂外静脉，如有出血点则追加缝合。

 结语

· 在本章中，针对髂内血管的处理，分别阐述了脏支处理和动静脉主干处理的注意事项。安全地进行髂内血管处理是盆腔扩大手术中必不可少的技术，手术时必须具备根据肿瘤的位置和浸润水平，熟练掌握不同水平段血管处理所具备的知识和手术技巧。

止血方法及诀窍

的场周一郎

虎门医院消化外科

 前言

· 腹腔镜手术用于盆腔扩大手术，由于其放大视野，即使狭窄的骨盆也能确保有良好的术野，而且由于气腹、头低位、骨盆高位引起的盆内静脉压下降，可以减少出血。

· 但另一方面，与开腹手术相比，手术钳缺乏触觉，操作也多受限制，手术时间会相对较长。笔者所在医院在弥补腹腔镜缺点的同时，正积极开展腹腔镜下盆腔扩大手术。

· 本章仅着重讲解腹腔镜手术技术，其他方法的手术技术请参考其他章节。

 止血总论

· 盆腔扩大手术的操作，大多数涉及骨盆壁。骨盆壁周围有丰富的血管，手术时经常会在很深的狭窄盆腔内操作，因此动作会受到很大的限制。在这种情况下，一旦出血，往往会在短时间内变成大出血，多数情况下很难止血。

· 当然，如何保证不出血，才是重中之重。为此，需要在正确理解解剖的基础上，有严谨的手术操作和手术策略。但是，盆腔扩大手术的患者，往往术前接受过放疗或者化疗等，此外，复发病例中，由于上次手术中原有的解剖发生改变，有时会造成意想不到的出血。在进行盆腔扩大手术时，设想到这些场景，术前做好思想准备是很重要的。

· 不仅是止血，遇到意外情况首先不要太慌张。在术野不良的情况下慌忙进行止血操作，多数情况下会扩大伤口。术者应深吸一口气，确认四周，沉着地应对出血。

 止血的实际操作

· 近年来，随着手术相关器械的进步，也出现了一些止血效果非常好的设备。虽然各个医院之间存在差异，但手术时应尽量准备止血效果好的设备。在进行盆腔扩大手术时，笔者所在的医院除了准备能量装置外，还准备了具有柔凝系统的冲洗吸引管。

· 止血方法有：①压迫。②烧灼、凝固。③可吸收性局部止血材料。④结扎。通常会分别进行组合，最重要的是要从正确地判断出血点开始。

- 与助手共同确保术野，如果知道出血点的位置，则用手术钳和纱布等进行压迫。但是，如果是意外出血，由于出血凶猛，很多情况下看不清出血点，此时首先是用纱布压迫以减少出血量（**图2-3-1**）。这时可以用多块纱布，或者选用开腹时的大纱布。进行腹腔镜下盆腔扩大手术时已经是头低位，但在术中遇见静脉性出血时，继续加大头低位和气腹压，静脉出血多会减轻。
- 出血停止后，在助手的协助下去除压迫纱布，利用柔凝系统的冲洗吸引管、烧灼、凝固出血点（**图2-3-2**），大多数情况下都能够成功止住血。

图2-3-1 用纱布压迫，控制出血量
可以从多个方向判断肿瘤情况。怀疑肿瘤从右骨盆壁向后腹膜浸润。

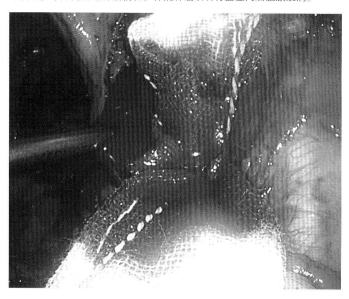

图2-3-2 确认出血点，止血

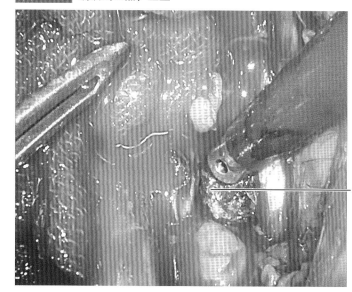

出血点

- 若仍不能止血，应考虑使用可吸收性局部止血材料，结扎。可吸收性局部止血材料有氧化纤维素制剂、明胶制剂、胶原制剂、纤维蛋白制剂，以及淀粉制剂等，应了解每个产品各自的特性后合理使用（**图2-3-3**）。另外，在好不容易使用上述止血材料止住血后，尽量先进行与止血部位无关的部位操作，避免在止血部位进行操作而导致前功尽弃（**图2-3-4**）。
- 结扎止血与出血部位和患者方面的因素相关。在腹腔镜下缝合的难度较大。缝合时要考虑到缝合本身也是导致出血的原因，且用止血夹漫无目的地夹闭也几乎不能止血，反而会扩大出血点，所以应该冷静地判断出血部位、周围状况，以及自己的缝合技能后再做决定。笔者经历的病例中还没有需要用针线缝合止血的情况，但如果腹腔镜下止血有困难，则需要进行开腹止血。

图2-3-3 可吸收性局部止血材料

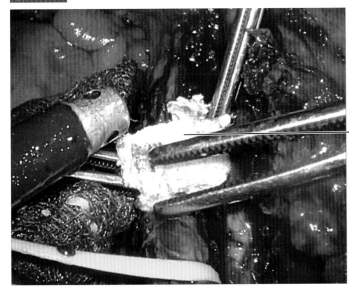

可吸收性局部止血材料

图2-3-4 在止血部位之外的地方进行操作

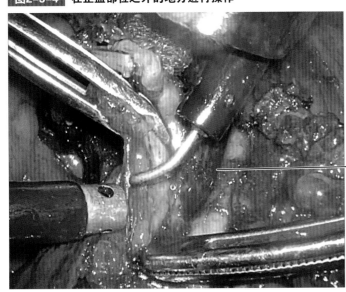

止血部位

- 下面将介绍笔者所在医院实施盆腔扩大手术时发生出血的3个病例的视频。

▶▶ 病例1（ 1）

- 本病例为术前经过放化疗后，进行腹腔镜下低位前方切除术及侧方淋巴结清扫的病例。一般认为是由于过度牵拉引起的髂内静脉出血，即使是静脉出血，其势头也比较猛烈。
- 意外出血时，首先要镇定，在不清楚出血部位的情况下，先用纱布压迫出血点附近，控制出血量。同时使气腹压上升到10mmHg，尽量减少出血。
- 判明出血点后、一边吸引、一边用柔凝电极止血。本病例采用柔凝电极止血。

视频1

病例1

▶▶ 病例2（ 2）

- 本病例是在盆腔脏器全切术中试图切开髂内动脉主干鞘时发生出血的。本病例有糖尿病和冠状动脉重建、全身动脉硬化等病史。慢慢地用血管直线切割闭合器离断髂内动脉，但由于动脉硬化，导致血管闭合不充分，闭合钉出现渗血。
- 用手术钳夹住出血部位，很容易控制了出血。离断比较粗的动脉时，不要在血管根部离断，要留有余地，为了防止出血，可以在出血点近心端再次夹闭止血。这样不至于太狼狈。

视频2

病例2

▶▶ 病例3（ 3）

- 本病例为子宫癌术后局部复发、盆腔内前方全切除的病例。盆内清扫后，进行了髂内动脉和静脉间的剥离，发现血管解剖有变异，且术中背侧静脉出血。
- 剥离不充分，术中很难把握具体的出血部位，压迫和柔凝也不能充分止血，使用止血材料压迫几分钟后终于止住了。如果继续刺激止血部位的话，可能导致再次出血，因此先切除髂内动脉，利用髂内动脉断端，在距止血部位稍远的地方从动脉、静脉间进行游离。

视频3

病例3

🌑 结语

- 在开篇笔者说过，意料之外的出血可能很难让人保持冷静，但手术绝不是一个人进行的，要与助手、麻醉科医生、器械护士、巡回护士进行充分沟通并获得他们的帮助。不要自以为是，要多方合作，确保盆腔扩大手术的安全。

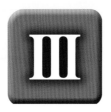

重建与并发症对策

尿路重建（回肠导管、代膀胱、输尿管皮肤造瘘）

吉野 能

日本国立医院机构名古屋医疗中心泌尿外科

前言

- 尿路改道手术有造口法（尿失禁型）、代膀胱（新膀胱）成形术等各种各样的方法。伴随联合下尿路切除的盆腔扩大手术，考虑到包括肠管在内的广泛脏器切除、长时间手术、进展度和复发风险等因素，从并发症最小化和最大限度地维持尿路功能的观点出发，多采用回肠导管、输尿管皮肤造瘘等治疗手段。如果能避免结肠造口和尿道皮肤瘘双重造口的话，根据适应证，可以考虑新膀胱。
- 本章对盆腔扩大手术同时实施的回肠导管、输尿管皮肤造瘘、代膀胱进行介绍。

骨盆手术需要尿路改道时

- 失去膀胱功能必然要重建尿路，但根据扩大手术涉及尿路的范围，也有可能保留一部分膀胱。

○ 考虑尿路改道的情况

- 尿路广泛浸润，不能确保足够的膀胱容量。
- 尿道内口及左右输尿管口的膀胱颈的膀胱三角区域有浸润。

○ 考虑保留膀胱的情况

- 仅联合切除膀胱底部的一部分，不涉及尿道内口和输尿管口［也可选择缺损部单纯修补或用回肠扩大膀胱容量（**图3-1-1**）］。
- 仅联合切除下段输尿管的，可采取输尿管膀胱重新吻合［psoas-bladder hitch，Boari flap（**图3-1-2**）］。
- 在男性中，仅联合切除前列腺的（仅前列腺背面的部分切除，漏尿是必然的，需要进行尿道膀胱吻合）。
- 在女性联合切除阴道及尿道，但未及膀胱三角的病例中，也可选择永久膀胱造瘘法。

图3-1-1　膀胱扩大术

ⓐ
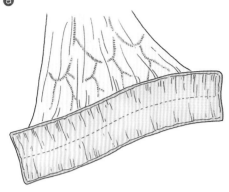

ⓑ
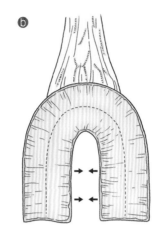

ⓒ
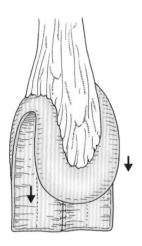

ⓓ
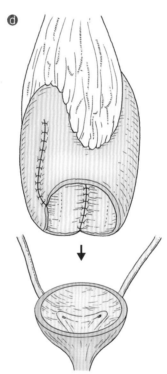

图3-1-2　输尿管膀胱重新吻合

ⓐ
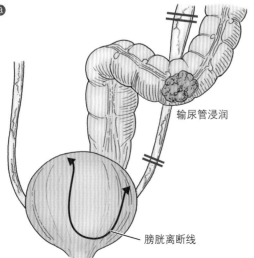

输尿管浸润

膀胱离断线

ⓑ
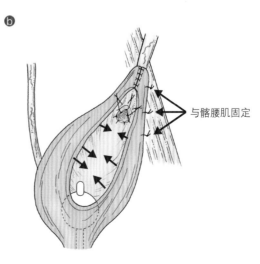

与髂腰肌固定

尿路改道的术式选择

- 如果有适应证，有时会选择技术更复杂的新膀胱，但由于疾病本身就有复发、恶化的高风险，所以选择术式的第一原则是并发症要少。
- 决定术式的因素如**表3-1-1**所示，在低评价项目较多的情况下，选择回肠导管或输尿管皮肤造瘘的失禁型尿路改道，在肠管转为尿路较困难或不能确保有效输尿管长度的情况下，也可考虑选择永久肾造瘘治疗。

表3-1-1 尿路改道术式决定因素

		评价	
		A	B
1	原疾病的状态	良好，大体上可	不好
2	健康程度，认知度（ASA、G8、KPS等）	良好	稍微不好
3	身体障碍度（视力、步行、手指运动、座位保持）	良好	不好
4	护理需要度	不要	必要
5	肾功能障碍	没有	有
6	糖尿病、代谢异常	没有	有
7	消化道的状态（肠切除病史、慢性腹泻）	没有	有
8	输尿管的状态（输尿管狭窄、放射线照射经历）	没有	有
9	骨盆复发	不好做	可能性高
10	服药（类固醇、免疫抑制药物）	没有	有
11	患者希望	尿禁止型	尿失禁型

代膀胱适应于满足全部A项条件的情况。

7-10符合B项时，考虑进行输尿管皮肤造瘘。

G8：G8老年筛查工具（G8 geriatric screening tool）。

 手术技巧

- 接下来对所有手术技巧的相同处进行统一介绍，对各个手术技巧的不同部分进行单独介绍。关于回肠吻合的粪路重建，由于对象读者是外科医生，故省略。

参照以下手术步骤

回肠导管	*1* *2* *3* *5* *8*
输尿管皮肤造瘘	*1* *8*
利用回肠代膀胱 　Studer型代膀胱 　Hautmann型代膀胱	*1* *2* *3* *4* *5* *6* *7*

Step 1 游离输尿管

- 根据清扫的范围和原发疾病的种类，有时不得不紧贴着输尿管外膜游离，但要尽可能保留输尿管周围的血供。
- 在不伴有直肠、结肠吻合的盆腔脏器全切术中，左输尿管通过乙状结肠背侧一般不需要经过后腹膜隧道，但在进行该操作时，有时也需要将左输尿管游离到肾门部。

Step **2** 离断输尿管

· 在这一阶段，留置常规输尿管导管（笔者所在医院使用6Fr单腔J形管），在导管末端接尿袋，以避免术野和体腔内有尿潴留。为了延长输尿管口径而斜向离断输尿管，但也可以在器官切除之后离断。

· 为了确切地留置输尿管导管，建议使用带有刻度的导管，为了日后拔除时没有困难，用短效可吸收缝线固定输尿管和输尿管导管（**图3-1-3**）。

图3-1-3 固定输尿管与输尿管导管

ⓐ：在输尿管内侧壁固定。
ⓑ：在输尿管外壁固定。

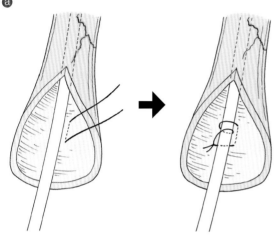
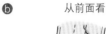
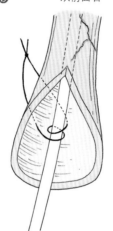
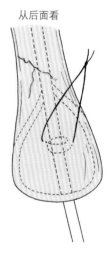

ⓐ

ⓑ 从前面看　　　　从后面看

Step **3** 回肠离断

· 根据游离回肠的口径、蠕动，以及术中的输液负荷，回肠导管（造口）制作前后的外管形态可能完全不一样。因此在离断回肠前，要充分想象完成后是怎样的，再决定离断部位。

◉ 回肠导管

· 根据体形、造口预定位置、腹壁厚度的不同而有差异，但通常会选择用20cm左右的回肠作为回肠导管（**图3-1-4**）。

◉ 新膀胱

· 游离50～60cm回肠，让其能很自然地到达骨盆底进行吻合，制作时其容量不要太大，这样新膀胱的功能才会更好（**图3-1-4**）。

Step **4** 脱管腔化（ 1）

· 脱管腔化是指扩大肠管内腔，将回肠沿着肠系膜对侧切开后，重新缝合成袋状，形成内压相互抵消的可蓄尿的囊状物，这就是新膀胱。

· Hautmann型代膀胱需要将游离回肠全部脱管腔化（**图3-1-5a**）。

· Studer型代膀胱的15～20cm长的输入袢口侧端无须脱管腔化（**图3-1-5b**）。

视频1

扫视频目录页
二维码

尿路重建

图3-1-4 离断回肠

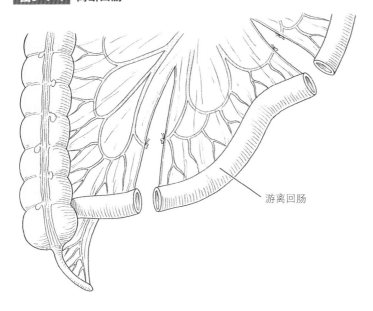

游离回肠

图3-1-5 脱管腔化

ⓐ: Hautmann型。
ⓑ: Studer型。

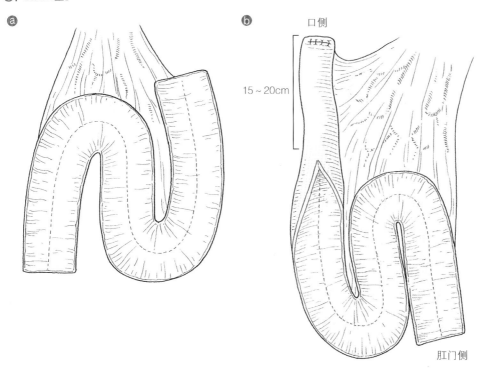

口侧

15～20cm

肛门侧

Step5 吻合输尿管（📹1）

· 输尿管的吻合有两种方法，一种是具有防反流功能的，另一种是没有防反流功能的。

○ 回肠导管和Studer型代膀胱在输入袢上的吻合

Bricker变法/Nesbit法（图3-1-6a）

· 导管口侧断端缝缩关闭，在左右输尿管12点钟方向斜向开一条缝，端侧吻合于肠管。

Wallace法（图3-1-6b）

· 将输尿管斜缝开口对准肠断端，将左右输尿管并排缝合内侧，形成一个帽子盖，在导管口侧端连续缝合封闭肠管口侧端。

视频1

扫视频目录页
二维码

尿路重建

● 新膀胱的吻合

Le Duc-Camey法（图3-1-6c）

· 该方法是在去除造口黏膜2cm左右，把切开的输尿管固定在肠管的黏膜处，之后将
黏膜包裹起来，从而形成黏膜下隧道。

弘前大学法（图3-1-6d）

· 以有斜缝的输尿管断端为基点，在腔内将游离断端向肠管黏膜侧插入0.5～1.5cm。
后因外翻变成乳头状而具有抗反流功能。

图3-1-6 输尿管导管吻合

(a)：Bricker变法/ Nesbit法。

(b)：Wallace法。

(c)：Le Duc-Camey法。

(d)：弘前大法（固定输尿管断端）。

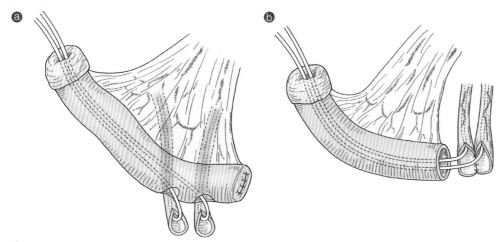

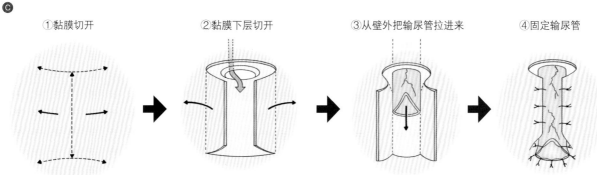

①黏膜切开　　②黏膜下层切开　　③从壁外把输尿管拉进来　　④固定输尿管

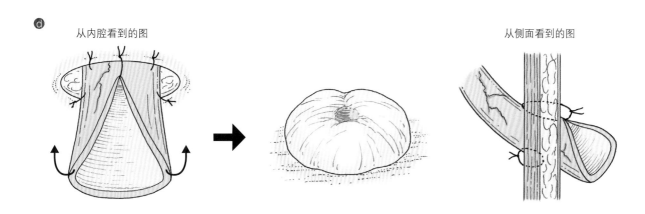

从内腔看到的图　　　　　　　　　　　　从侧面看到的图

Step 6 制作尿储袋（▶ 1）

　　将脱管腔化的回肠并排，相邻的部分连续缝合。在完全缝合前用第5步的方法将输尿管吻合在尿储袋上。输尿管导管由导管储袋前壁引至腹壁，穿通孔用吸收线稍微收紧缩窄（**图3-1-8b**）。

　　脱管腔化的两条袢上下合拢为U形（**图3-1-7a**），3条袢左右合拢为N形（**图3-1-7b、c**）。脱管腔化的肠管宽度较为窄的情况下，也可缝合4袢成M形、W形。

　　无论哪种方法都要确保连续缝合要收紧，在吻合尿道膀胱之前用导管从预定吻合部位开始清洗，确认尿储袋的形状、内容量、有无泄漏。

图3-1-7 制作尿储袋

ⓐ：Studer型代膀胱（U形：2袢）。

ⓑ：Studer型代膀胱（倒N形：3袢）。

ⓒ：Hautmann型代膀胱。

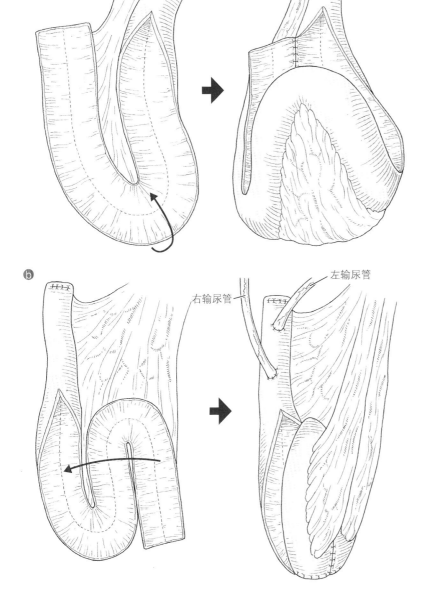

左输尿管

右输尿管

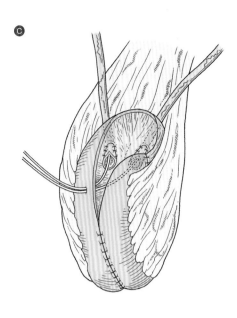

Step 7 尿道膀胱吻合

· 尿道断端与尿储袋吻合时，尽量选择在自然状态无张力的储袋部分与尿道缝合。用两端针间断缝合4～6针（**图3-1-8**）。

图3-1-8 **尿道膀胱吻合**

ⓐ：尿道与代膀胱吻合。
ⓑ：代膀胱完成后的状态。

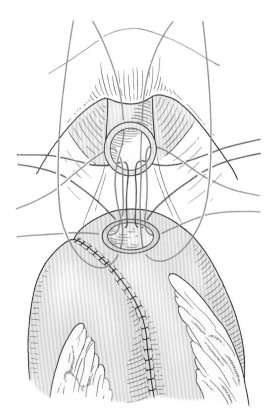

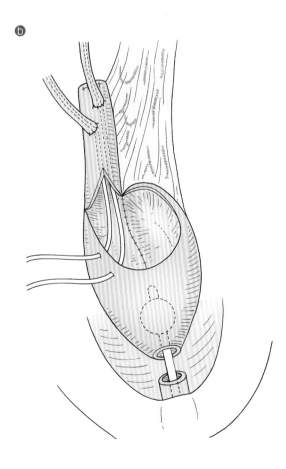

Step 8 制作造口

○ 回肠导管

· 将造口预定部位的皮肤切开成圆形。皮下脂肪要去除到不会使造口下陷的程度。沿着腹直肌前鞘的头尾方向、左右方向十字切开，打开腹直肌。

· 后鞘和腹膜也按相应形状开孔，在十字的各顶点和中间的4个点，共8个点上，用固定针线将回肠导管与筋膜固定在一起，将前鞘、后鞘和腹膜间断缝合（**图3-1-9a**）。用这种线固定造口肠管侧壁。在0点钟、3点钟、6点钟、9点钟方向，将皮肤、皮下组织、造口肠管侧壁、肠管断端间断固定后，造口肠管黏膜外翻，再均匀地间断缝合几针，共12~16个固定点。

· 回肠导管在体腔内把腹膜与截断缘间断固定（**图3-1-9b**）。

图3-1-9 利用回肠导管制作造口

ⓐ：回肠导管与腹壁固定。
ⓑ：回肠导管造口形成。

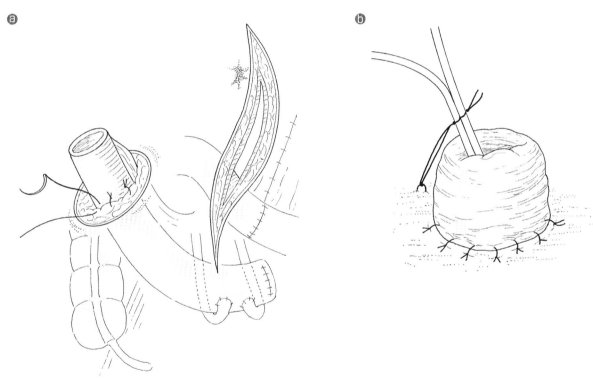

ⓐ   ⓑ

○ 输尿管皮肤造瘘

· 在输尿管中单侧切开斜缝，固定在N形切开的皮肤上；也可以两侧输尿管都斜缝切开，然后在头尾方向固定，打结固定后呈长方形，输尿管只与真皮固定（**图3-1-10**）。要根据有无肠管造口、输尿管长度等，选择两侧皮肤瘘，确定是采取一侧双孔式还是一侧单孔式（Y-ureter法）等（**图3-1-11**）。

图3-1-10 制作输尿管皮肤造瘘

ⓐ：皮肤切开与双孔式瘘。
ⓑ：单孔式瘘。

ⓐ

皮肤切开   双孔式瘘

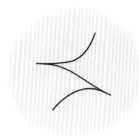
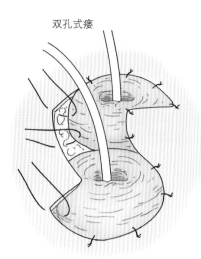

ⓑ

单孔式瘘

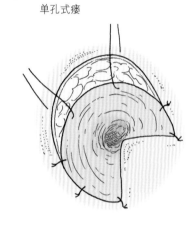
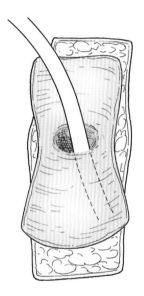

图3-1-11 各种输尿管皮肤造瘘

ⓐ：双孔式输尿管皮肤造瘘。
ⓑ：单孔式输尿管皮肤造瘘：Y-ureter法。

ⓐ

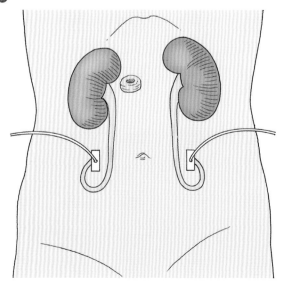

ⓑ

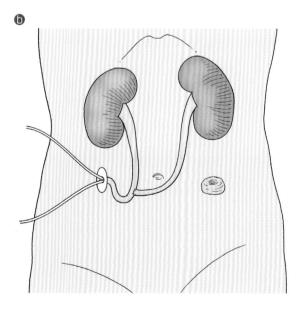

关于术后管理和并发症

○ 输尿管导管管理

· 输尿管导管的主要目的是：①通过直接回收肾盂尿，确保尿量。②避免输尿管水肿、扭转、移位和紧张，使吻合部位稳定。

· 在盆腔扩大手术中，坏死性盆腔炎容易扩散蔓延，在回肠导管和输尿管皮肤造瘘中，由于肠管的重力下垂，有时会造成造口和输尿管导管吻合口过度紧张。另外，盆腔尿漏可能会导致会阴创面渗出尿液，拔除输尿管导管不要过早，等其他外科手术后管理的各种问题解决后再拔，比较保险。

○ 肾盂积水、吻合口狭窄

· 如果有输尿管导管，要试着冲洗，确认是否阻塞。拔除后对于无发热、肾功能不恶化的轻度患者可进行观察，但如果判断需要再次进行导管留置时，大多难以逆行性留置，需要从肾造瘘顺行性留置。

○ 代谢性酸中毒

· 由于对回肠导管和代膀胱的尿暴露，无论造口回肠长或短都有可能发生，在评估酸碱平衡的基础上，必要时用碳酸氢钠进行校正。

○ 吻合口狭窄（**表3-1-2**）

· 盆腔扩大手术一般是复发后的手术，经受过放射线治疗等原因，对输尿管游离和血流维持等存在不利的条件较多。

· 尿路改道手术后的吻合口狭窄，会导致肾盂内压上升，引起肾盂肾炎、肾功能障碍、腰背部疼痛、尿管外溢出或尿潴留形成。如果处理困难，会导致永久性肾衰竭。另外，在尿路改道的输尿管内导管留置方法，由于逆行性（从回肠导管和新膀胱操作）处理变得非常困难，所以通过顺行性（从肾瘘操作）导管再留置，或者直接做肾造瘘。

· 急性期可以保守性地放置输尿管支架治疗，但吻合口的扩张治疗（再次手术、球囊扩张术、内镜切开术）都困难较多，鉴于原发病的发展程度，大多数情况下需要定期更换支架。

表3-1-2 避免吻合口狭窄的对策

①输尿管侧因素
· 维持输尿管的微小动脉血流
· 吻合的输尿管口径不要变窄
②回肠导管、皮肤、新膀胱等造口侧因素
· 回肠造口肠管确保有足够的直径
③手术技术因素
· 缝合线的间隔不要过密
· 避免断端出血
· 不挫伤吻合口和游离输尿管
· 不引起尿漏

结语

· 尿路改道手术对于精通消化道手术的外科医生来说不是什么难事，但是术后管理需要泌尿外科专业的知识和经验。由于盆腔扩大手术有许多并发症要处理，单独靠消化外科医生很难完成，因此充分谋求与泌尿外科医生的合作非常重要。

参考文献

[1] Hautmann RE, de Petriconi RC, Volkmer BG: 25 years of experience with 1,000 neobladders: long-term complications. J Urol 2011; 185: 2207-2212.

[2] Studer UE, Burkhard FC, Schumacher M, et al: Twenty years experience with an ileal orthotopic low pressure bladder substitute—lessons to be learned. J Urol 2006; 176: 161-166.

[3] Bricker EM: Bladder substitution after pelvic evisceration. 1950. J Urol 2002; 167: 1140-1145.

[4] Wallace DM: Uretero-ileostomy. Br J Urol 1970; 42: 529-534.

[5] Koie T, Hatakeyama S, Yoneyama T, et al: Experience and functional outcome of modified ileal neobladder in 95 patients. Int J Urol 2006; 13: 1175-1179.

皮瓣重建

神户　未来，龟井　让
名古屋大学研究生院医学系研究科整形外科

前言

- 在切除臀部和外阴部，以及盆腔脏器的恶性肿瘤时，由于盆腔内会产生无效腔，单纯的皮肤缝合关闭会产生感染和窦道，延缓伤口愈合，引起败血症等严重并发症。特别是盆腔脏器全切术中坏死性盆腔炎的发生率很高，报道称其比例为17.4%~30.6%。
- 为了预防此类并发症，用血流通畅的组织填充骨盆内的无效腔是很重要的。

  本节针对盆腔扩大手术，主要是盆腔脏器全切术的重建，详细介绍皮瓣的选择和手术流程及术后管理。

解剖

- 骨盆从骶骨岬开始，通过髋内侧向耻骨联合的上缘斜前下方呈弓形的分界线将骨盆分为上方的大骨盆和下方的小骨盆。小骨盆内有膀胱、子宫、直肠等脏器，以及骨盆内的血管和神经（**图3-2-1**）。

图3-2-1 小骨盆的解剖

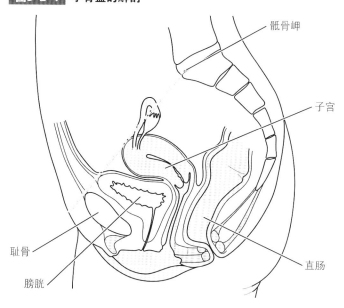

术前评估和手术计划

▶▶ 切除范围

- 根据盆腔脏器切除（前方脏器切除、后方脏器切除、盆腔脏器全切除），会阴部皮肤切除与否，骨盆和尾骶骨切除与否等来决定缺损范围。另外，考虑从髂内动脉、髂外动脉、股动脉及其分支的切除范围中选择肌皮瓣。
- 切断直肠的情况下需要重新做人造肛门。切除膀胱时，根据尿路改道方法重建回肠导管。如果切除髂外动脉，就需要进行血流重建。

▶▶ 人造肛门、回肠导管的制作

- 除开腹手术或腹腔镜手术的腹部创口外，盆腔脏器全切术还需要做人造肛门和回肠导管。过去有腹部手术史，或有人造肛门史，腹直肌及其营养血管可能已经受到损伤。使用腹直肌皮瓣时，需要注意这点，判断是否可以取到良好的肌皮瓣。
- 在哪个位置采集肌皮瓣、人造肛门和回肠导管，以及最终关腹后的状态等都需要与相关科室医生充分讨论和沟通之后才能进行。

▶▶ 手术体位

- 盆腔扩大手术大多采用截石位，也有采用仰卧位、俯卧位等，术中有时也会变换体位。考虑到手术时间和患者的负担，体位变换应最小化。
- 如果选择交换体位，则在俯卧位时，从后方采集肌皮瓣，截石位时则选择可在腹部或大腿内侧采集肌皮瓣等。重建的时机和体位也是考虑术式时的重要因素。

 重建材料的选择

- 根据前述的术前计划选择重建材料。
- 在盆腔扩大手术中，原则上采用缺损部位周围的肌皮瓣或皮瓣用以填充无效腔和重建皮肤缺损，达到预防坏死性盆腔炎的目的。特别是在进行盆腔脏器全切术时，由于无效腔较大，希望有足够大的肌皮瓣来填充，所以笔者所在医院一般将腹直肌皮瓣作为第一选择。
- 如果腹直肌皮瓣量仍然不足，还可搭配其他皮瓣。除腹直肌皮瓣外，还可以使用股薄肌皮瓣、前外侧大腿皮瓣、股直肌皮瓣等，根据缺损的位置、大小和血管的保存情况来判断。
- 这里将盆腔手术中主要使用的皮瓣、肌皮瓣分为髂内动脉系统皮瓣、髂外动脉系统皮瓣、股动脉皮瓣、股深动脉系统皮瓣等。需要注意的是，根据清扫范围、血管结扎位置、血管重建位置的不同，可选择的皮瓣也不同（**表3-2-1**）。
- 此外，还可从腹腔内采用大网膜组织瓣进行填充。将网膜右动静脉作为血管蒂，按顺序对大网膜内的血管解剖进行分离，在维持血流的同时使大网膜组织到达骨盆底，可用于骨盆内无效腔的填充。

- 另一方面，如果是针对组织缺损局限于身体表面的乳房外Paget病或肛门癌的局部切除后重建，则不需要对盆底无效腔采取措施，而是以皮肤缺损为中心进行重建。会阴部重要构造较多，在阴道断端或肛门部黏膜断端处缝合皮瓣时，采用薄而柔软的皮瓣。使用会阴部和臀部局部的皮肤制作成V-Y皮瓣或旋转皮瓣、来自大腿内侧的局部皮瓣、以阴部内动脉穿支为营养血管的臀沟皮瓣等。
- 如果缺损组织周围完全没有旋转带蒂皮瓣或者肌皮瓣，则应使用游离皮瓣，但需要注意的是，这种情况下，缺损组织周围也有可能找不到移植床血管。

表3-2-1 血管的保留范围和可选择的皮瓣

	血管蒂	注意事项
	髂内动脉系统皮瓣 *臀上动脉：臀大肌皮瓣，臀上动脉穿支皮瓣 *臀下动脉：臀大肌皮瓣，臀下动脉穿支皮瓣，臀股皮瓣（gluteal thigh flap） *阴部内动脉：臀沟皮瓣（阴部内动脉穿支皮瓣）	由于在盆腔脏器切除中也有可能把相应的血管切除，因此在选择皮瓣时需要注意髂内动脉的离断位置
	髂外动脉系统皮瓣 *腹壁下动脉深支：腹直肌皮瓣 　　　　　　　　　腹壁下动脉穿支皮瓣	过去有贯穿腹直肌做人造肛门的病例，不能使用腹直肌皮瓣
	股动脉和股深动脉的旋转皮瓣 *股动脉系统 ・腹壁下动脉浅穿支皮瓣 ・旋髂浅动脉：腹股沟皮瓣 ・旋髂动脉：髂骨皮瓣 *大腿深动脉系统 ・股回旋动脉：股薄肌皮瓣 ・旋股外侧动脉 　下行支：股外侧皮瓣，股直肌皮瓣 　上行支：股筋膜皮瓣 *大腿深动脉穿支：股后皮瓣	由于皮瓣根部旋转点的限制，所以需要注意皮瓣旋转后能够到达的范围

术中注意事项

· 术前与手术相关科室医生讨论基础疾病的状态、切除范围、术中的流程。

· 消化外科医生和妇科医生除了在术中要切除的器官一样，淋巴结清扫时的血管离断范围也一样。从缺损组织的大小和血管的保留水平来看，可以被用作重建的皮瓣一定程度上可选择性不大。

· 另外，如果进行膀胱切除，就需要进行尿路改道，如果切除直肠、肛门，就需要做人造肛门。特别是在采用腹直肌皮瓣时，由于利用的是单侧的腹直肌，因此要事先充分讨论，决定在腹部的哪个位置制作尿路导管或人造肛门。

· 通过开腹手术进行盆腔手术时，如果是腹直肌皮瓣，可以在开腹前进行皮瓣转移，但腹腔镜下进行盆腔手术时，由于需要进行气腹，所以皮瓣要在腹腔镜操作结束后才能进行重建。如果是这样，则事先应设计好皮瓣，注意腹腔镜戳卡不要划伤皮瓣的血管蒂和皮瓣的尖端。

术后管理

· 术后并发症有可能发生皮瓣坏死、感染、创面裂开、肠梗阻等。由于盆腔手术时间比较长，因此要优先考虑术后出现呼吸系统、循环系统并发症时的对策。本节从盆腔扩大手术重建后的创面管理角度来阐述术后管理。

◉ 创面静养和术后体位

· 在臀部、骶尾骨水平处的皮瓣，或正中部有缝合创面时，必须避免坐位或头高位等，否则会造成创面的压迫或者皮瓣的移位。坐位时，髋关节弯曲，臀部创面受到向外侧的牵拉外力或发生错位，引起创面愈合不良或创面分离。在会阴部填充皮瓣时，为了不压迫皮瓣，髋关节轻度外旋位也很重要。

· 根据各手术特点适当地除压和变换体位、床垫的管理也是必需的。虽然要"限制坐位"，但为了预防腹腔粘连和减轻创伤负担，建议早期离床行走。髋关节深屈曲位会增加臀部切口的负荷，而髋关节伸展位则不容易增加负荷。患者全身状况改善了，就可以站着吃东西。指导患者使坐位时的股关节弯曲最小化，进行康复训练。

◉ 伤口处理

· 盆腔内虽然放置了引流管，但由于创口渗出液较多，所以要频繁地更换纱布和尿布，避免缝合创口周围过于湿润。

· 皮瓣血流不稳定的尖端一般在臀后方，该处伤口容易分离，需要注意。

· 盆腔内引流无法吸出的渗液在皮下潴留时，要在感染恶化前毫不犹豫地打开引流。如果填充的组织血流丰富，通过洗净、淋浴、敷软膏和纱布管理等保守治疗也可以实现愈合，但无效腔范围较大的情况下，有必要追加肌皮瓣填充术。

▶▶ 病例1：68岁女性。直肠癌，腹直肌皮瓣重建术

· 消化外科医生在腹腔镜下施行了盆腔脏器全切术。由于缺损较大，决定采用腹直肌皮瓣重建盆底。术前对皮瓣设计做了标记，腹腔镜戳卡置入时避开右腹直肌和腹壁下动静脉深支的位置（**图3-2-2**）。术前已经在左腹直肌上做好了乙状结肠人造肛门。

· 作为腹直肌皮瓣的起始部位，腹直肌与耻骨之间的附着部无须游离，经由腹膜后移动到缺损部分（**图3-2-3a**）。因为腹直肌的起始部不向外移，就可以减轻血管蒂的紧张度。从缺损的腹侧开始缝合皮瓣（**图3-2-3b**）。由于缺损背侧出现皮瓣剩余，则可以去除皮瓣的上皮，把肌肉部分用于填充盆腔缺损部。

图3-2-2 对直肠癌的盆腔脏器全切术后ⓐ缺损范围与ⓑ皮瓣设计

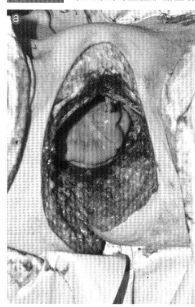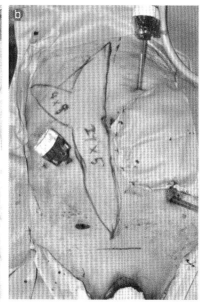

图3-2-3 移植腹直肌皮瓣到缺损部位的ⓐ移动与ⓑ缝合

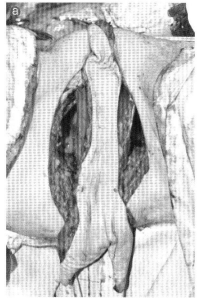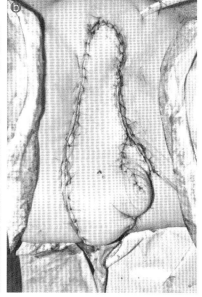

- 回肠导管做成后，在右腹外斜肌的位置进行尿路造瘘。皮瓣采集部右侧腹直肌前鞘关闭插入引流管后，关闭皮肤切口。术后常规用腹带预防腹壁疝，注意不要压迫两个造口。**图3-2-4**为术中和术后8个月的状态。

图3-2-4 ⓐ皮瓣采集处的情况和ⓑ术后8个月的情况

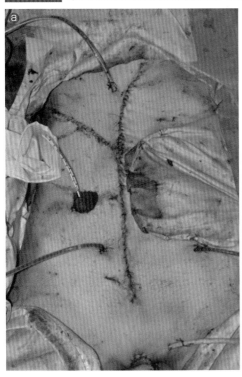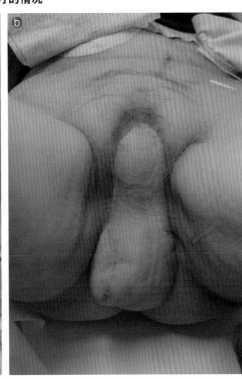

▶▶ **病例2：69岁女性。外阴部Paget病，局部皮瓣重建**

　　消化外科医生和皮肤科医生对会阴部皮肤和直肠黏膜进行了联合切除。骨盆内没有缺损。阴道后壁部分缺损，但保留了肛门内括约肌（**图3-2-5**）。

图3-2-5 切除外阴部Paget病后残留的缺损

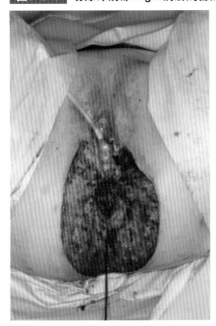

- 使用大腿内侧的薄皮瓣（**图3-2-6a**）。背侧直接缝合，阴道后壁断端及肛门黏膜断端与皮瓣缝合（**图3-2-6b**）。在左腹部设置了暂时性乙状结肠人造肛门。
- 伤口关闭后等待肛门括约肌功能恢复，术后4年造口还纳了。**图3-2-7**为术后5年的状态。

图3-2-6 皮瓣 @ 设计与 ⓑ 缝合

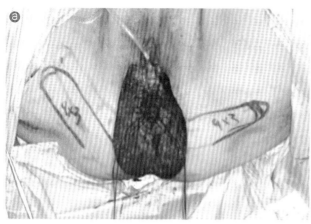 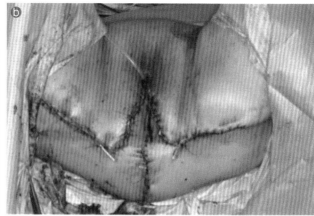

图3-2-7 术后5年的状态

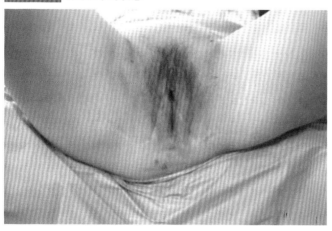

参考文献

[1] Hsu TW, Chiang FF, Chen MC, et al: Pelvic exenteration for men with locally advanced rectal cane: A morbidity analysis of complicated cases. Asian J Surg 2011; 34: 115-120.

[2] 齐藤典男, 更科広実, 布村正夫, ほか：直腸癌における骨内臓器全摘術の適応と予後. 日本大腸肛門病会誌 1995；48：381-388.

[3] De Haas WG, Miller MJ, Temple WJ, et al: Perineal wound closure with the rectus abdominis musculocutaneous flap after tumor ablation. Ann Surg Oncol 1995; 2: 400-406.

[4] Hultman CS, Sherrill MA, Halvorson EG, et al: Utility of the omentum in pelvic floor reconstruction following resection of anorectal malignancy: patient selection, technical caveats, and clinical outcomes. Ann Plast Surg 2010; 64: 559-562.

盆腔扩大根治手术术后
并发症的预防与对策

上原　圭
名古屋大学大学院医学系研究科肿瘤外科学

 并发症对策的心得

· 盆腔扩大手术后的并发症发生率不低，特别是盆腔脏器全切术和骨性骨盆壁联合切除术等，越是产生大的盆腔内无效腔的手术，并发症的发生率就越高。术中预防固然重要，术后早期发现和处理也极为重要。不仅是医生，包括病房护士在内的整个团队需要时刻注意容易发生的并发症种类及其多发时期，早期发现是很重要的。

· 术后早期需要注意术后出血、肠穿孔等，需要密切观察生命体征和引流液性状。术后1周左右，容易并发坏死性盆腔炎和盆腔内脓肿等感染性并发症。另外，肠梗阻和尿路感染在计划外再次住院中的占比也非常大。

 术后出血

· 在多脏器联合切除的扩大手术中，需要离断各种脏器的营养血管。近年来，能量装置的发展取得了显著的进步，可以凝固较多、较厚的组织。但是如果过度依赖电凝固装置，有时也会给止血留下一丝隐患。柔和电凝具有极好的止血效果，但需要注意的是，动脉出血时，即使暂时止血，也有可能形成假性动脉瘤，造成大出血。至少，有命名的血管要确实地显露出来，一根一根仔细地结扎、离断，这是术后高枕无忧的关键。如果平时注意确切地处理血管，那么术后出血时也能大致确定出血部位。

· 出血多发生在术后早期，不仅要注意引流液的性状，还要注意是否有心动过速、血压下降、尿量减少、腹胀等症状。如果怀疑是动脉性出血，应立即快速输液，情况允许，则应尽快拍摄螺旋CT（**图3-3-1a**）。如果生命体征稳定，就选择行动脉栓塞手术（**图3-3-1b**）。

· 生命体征不稳定的情况下，优先紧急手术，但止血也不一定简单。如果连送手术室的时间都没有，就在ICU或病房里切开止血。如果能够压迫出血点，但是很难止血，可以将其送入多科室协同手术室，一边用手压住，一边在透视下进行血管栓塞（**图3-3-2**）。

图3-3-1 疑似动脉性出血病例（74岁男性，盆腔脏器全切术后）

ⓐ：引流管排出血性引流液，进行螺旋增强CT检查。在动脉相可见左髂内动脉分支造影剂外漏（箭头）。
ⓑ：血管造影找到了出血点（箭头），施行了栓塞术（箭头）。

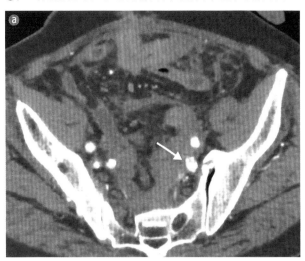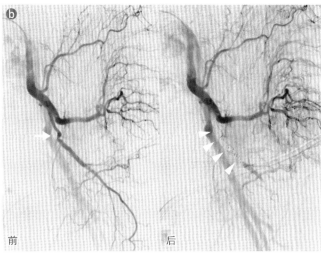

前　　　　　　后

图3-3-2 疑似动脉性出血病例（64岁男性，骶骨联合盆腔脏器全切术后）

ⓐ：在重症监护室出现了出血性休克，当场开腹，压迫了左髂内的出血点。随后，送入多科室协同手术室。
ⓑ：血管摄影可见从脐动脉断端出血（箭头），且周围组织脆弱，缝合止血困难。
ⓒ：施行左髂内动脉血管栓塞术止血成功（箭头）。

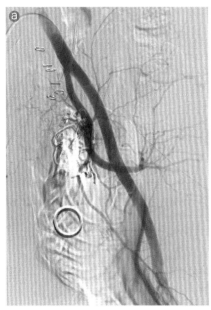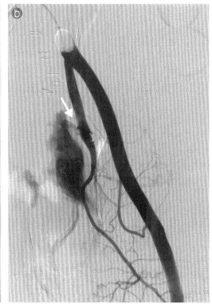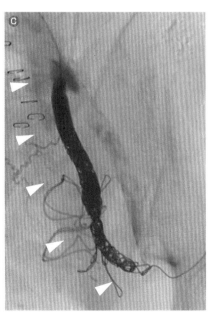

🔵 肠管穿孔

- 因为癌复发而多次行腹部手术的病例，高度粘连的病例，手术中致浆膜损伤导致术后迟发性肠穿孔的因素。盆腔无效腔较大，背侧没有组织支撑的情况下容易发生，多数穿孔是落入盆腔的小肠背侧面穿孔，需要我们注意。

- 蠕动迟钝，肠管内潴留的肠液本身的重量也是造成本就脆弱的肠壁迟发性穿孔的原因。因此，无论采用哪种保守治疗方法，须注意其完全治愈的可能性都非常低，如果是术后早期，应尽早考虑再次手术。在背部如果没有支撑组织的骨盆背部肠管穿孔，即便是缝合关闭也很难完全治愈，建议再次游离粘连后重新切除吻合。

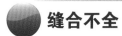

缝合不全

· 如果联合有直肠吻合时，对于存在发生吻合口漏的可能性的病例，要毫不犹豫预防性造口。如果发生了漏，形成局限性脓腔，采取CT引导下的引流可以奏效（**图3-3-3**）。

· 如果没有预防性造口的吻合口漏，扩大手术后的盆腔空间较为宽广，肠内容物容易扩散。因此，应尽快进行再次手术，并进行冲洗、进行预防性造口。

· 另一方面，在进行小肠和结肠的切除吻合时，如果吻合口落入骨盆，日后会受到盆腔炎等感染性综合征的影响，可能发生继发性的吻合口漏。因此，为了避免吻合口落入骨盆，最好把吻合口固定在上腹部。

 吻合口漏后CT引导下的穿刺引流
ⓐ：在经肛灌肠中确认了漏口的位置及脓腔，腹部引流管没能充分到达脓腔位置。
ⓑ：在CT引导下进行了穿刺检查。
ⓒ：在脓腔内置入引流管。

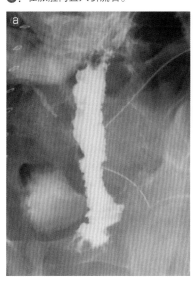 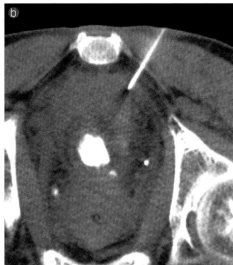 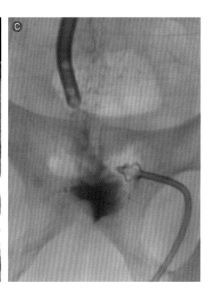

坏死性盆腔炎

· 这是盆腔扩大手术特有的并发症，如果处理不及时，有可能会导致败血症休克或骨髓炎等严重疾病，性命攸关。另外，也有报道指出，术后盆腔感染会导致远期预后恶化。外科医生应须熟知如何预防和应对。

· 缩短手术时间、减少出血量、引入内镜外科手术等可以有效降低坏死性盆腔炎的发生率。提高团队手术的精细度也是不可或缺的。另外，皮瓣重建也是预防坏死性盆腔炎的措施之一（**图3-3-4**），关于这一点将在其他章节中详述。

· 坏死性盆腔炎通常在术后1周发病，血液检查可见炎症指标再度升高和会阴创面发红，以及创面有混浊渗液是早期诊断的关键。高热和生命体征不稳定时，很可能已经是败血症休克了，需要尽早送入重症监护室治疗。

图3-3-4 坏死性盆腔炎病例（女性，盆腔脏器全切术后）

ⓐ：伤口开放清洗后。该患者有放射线照射史。

ⓑ、ⓒ：使用股薄肌皮瓣进行了会阴重建。

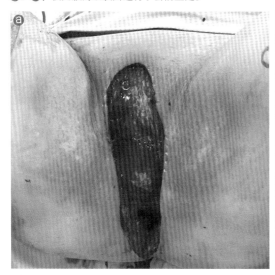
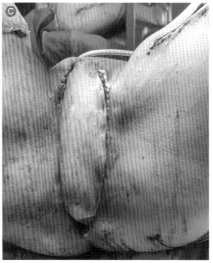
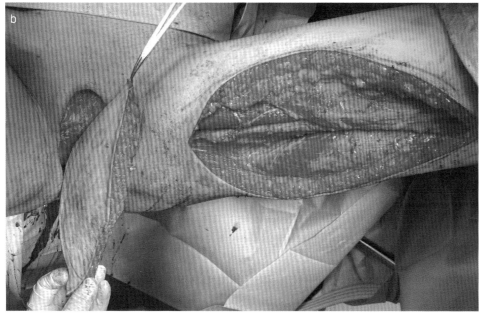

- 处置的基本原则是开放会阴部创面。与通常腹部的引流不同的是，盆腔脏器切除术后形成一团脓肿的情况很少，多数是滑入盆腔内的小肠之间存在脓液。一旦怀疑是盆腔脓肿，则应毫不犹豫地将创口扩大，用生理盐水进行高压冲洗（**图3-3-5**）。

- 连续清洗几天，切口干净了，就教会患者用淋浴等方式自己清洗切口。之后等切口情况较好时，可以考虑再次缝合切口予以封闭，但一般都很难。这种情况下，可以择期再做皮瓣重建或静静等待其切口自然愈合。

图3-3-5 坏死性盆腔炎病例（62岁男性，骶骨联合盆腔脏器全切术后）

a：诊断为坏死性盆腔炎，会阴背部创面开放。
b：每天早晚淋浴冲洗。

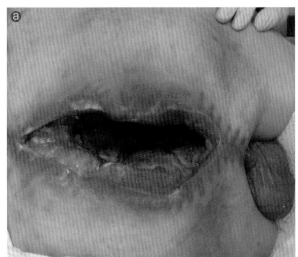
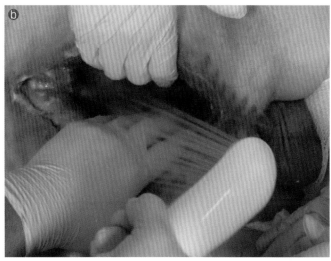

 尿路感染

· 联合切除盆腔神经丛时，排尿功能会暂时性或永久性受损，如无改善，则需患者自己学会导尿。另外，尿路改道的患者也是尿路感染的高危人群。

· 尿路感染基本上是用抗生素进行治疗，但如果处理不当，也有可能转变为慢性肾功能障碍，将来需要进行透析。术后肾后性尿路梗阻则需要进行介入治疗，如发生输尿管狭窄、回肠输尿管吻合口狭窄等尿路梗阻，可采用逆行性支架植入或肾造瘘（**图3-3-6**）。

ⓐ：CT诊断为双侧肾积水。

ⓑ：肾造瘘穿刺，把导丝穿过尿造瘘处。

ⓒ：从尿造瘘处将单腔J形导管插入肾盂，留置肾瘘导管。日后拔掉肾造瘘导管。

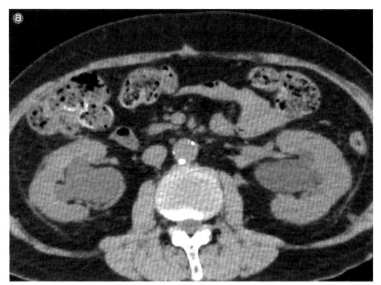

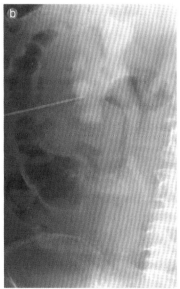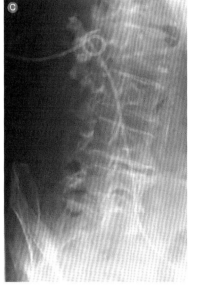

参考文献

[1] Tanaka M, Kanemitsu Y, Shida D, et al: Prognostic impact of intra-abdominal/pelvic inflammation after radical surgery for locally recurrent rectal cancer. Dis Colon Rectum 2017; 60: 827-836.

[2] Uehara K, Nakamura H, Yoshino Y, et al: Initial experience of laparoscopic pelvic exenteration and comparison with conventional open surgery. Surg Endosc 2016; 30: 132-138.

[3] Sando M, Uehara K, Li Y, et al: Pelvic exenteration associated with future renal dysfunction. Surg Today 2020; 50: 1601-1609.

双造口时的注意事项

太田佳奈子

名古屋大学医学部附属医院护理部皮肤、排泄护理认证护士

 对双造口病例的术前准备

▶▶ 充分的术前说明和患者知情同意

· 盆腔扩大手术是一种高侵袭性的手术，而且以恶性肿瘤者居多。另外，也有既往接受过手术，之后疾病复发的进展状态不得已做双造口的。

· 双造口对患者身体形象影响较大，严重影响着患者的术后生活质量。考虑到这些因素对患者精神方面的影响，有必要在术前进行充分的说明。如果可能的话，有造口护理经验的护士也应该在场，必要时提供有关造口相关的信息，帮助患者在充分理解的基础上做出决定。

· 另外，在说明造口时，如果说"很遗憾，造口了""不得不双造口了"等负面话语，就会对患者造成更加负面的影响，很容易降低患者对造口的接受度。外科医生需要告知这个手术对患者来说是最好的或比较好的选择，这样会缓解患者的抵触情绪。

· 即便如此，无论在医学上或在救命上，虽然说造口对患者是很有必要的，但是作为患者，要进行盆腔扩大手术且双造口，怎样说都不是很容易能够接受的事。

▶▶ 术前介绍造口、模拟护理

· 首先医生进行造口术前说明，之后由护士进行造口的模拟训练。看患者是如何理解医生的介绍，造口到底是什么样子的，好进一步掌握患者的接受程度，在补充说明的同时帮助其正确理解。另外，对实际的造口护理和日常生活等更进一步进行了具体的说明，但考虑到患者的心理负担也因人而异，需调整讲解和模拟的时间及日程。

· 近年来，从住院到手术的天数逐渐变短了，医生很难抽出足够的时间在术前住院期间进行介绍。因此，也可以采取住院前在门诊进行指导。

▶▶ 造口位置的选择

· 在手术知情同意书签订、术前造口指导结束后进行造口位置选择。最好是选择术者和造口护士均在场的时候，医护共同选择造口的最佳位置。

· 对造口部位进行定位，不仅是为了预防术后的并发症，还是为了通过在良好的位置设置造口，使造口袋比较容易固定，有利于患者在出院后安心地面对社会生活。这也是很重要的。

○ 造口位置选择的原则

　　众所周知造口位置的决定有"克利夫兰诊所造口位置选择原则"（**表3-4-1**）和大村等的"造口位置标记原则"（**表3-4-2**）。一般情况下造口基本上按照上述原则进行。但是，尿路造口采用输尿管造瘘时，为预防输尿管狭窄，造口位置应该选择在腹直肌外、腋前线以内的区域，避开腹直肌的压迫。

○ 双造口定位时的注意事项（**图3-4-1**）

· 尿路造口需要优先定位。术后考虑使用造口专用腹带，有意将左右造口的高低位置错开，如果可能的话，将尿路造口设置在头侧。但在解剖学上非常困难，或者已经有肠造口了，由于皮肤褶皱和腹部凹陷等原因能够稳定贴附造口袋的地方非常有限等情况下，要从整个腹部的情况来综合判断决定造口的位置。

表3-4-1 克利夫兰诊所造口位置选择原则
1　比脐低的位置
2　腹部脂肪层的顶点
3　贯穿腹直肌位置
4　避免靠近皮肤凹陷、褶皱、瘢痕、髂前上棘等位置
5　本人可以看到，容易自己护理

(Turnbull RB: Selecting Site for the stoma siting.C.C.F.E T Program, 1981. より改变して転載)

表3-4-2 造口位置标记原则
1　贯穿腹直肌
2　采用各种体位（仰卧位、坐位、立位、前屈位），尽量避免皮肤褶皱、瘢痕、骨性突起、肌脐等位置
3　坐位时患者自己能看到的位置
4　能够确保造口周围较为平坦的位置

(大村裕子，ほか：日ストーマリハ会誌 1998；14：33-41. より改变して転載)

图3-4-1 双造口位置的选择

ⓐ：造口点的定位。
ⓑ：戴上造口袋的状态。

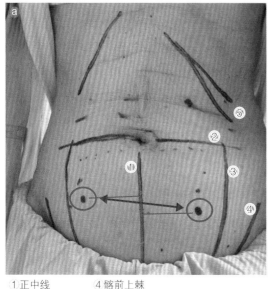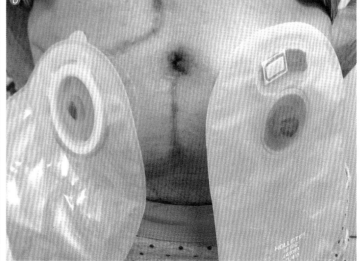

①正中线　　　④髂前上棘
②脐水平线　　⑤肋骨弓下缘
③腹直肌外缘

- 另外，左右的造口距离太近的话，由于造口袋相互重叠，难以稳定。最好能确保两个造口之间距离在9cm左右。
- 预防性造口选择在瘢痕创面上的话，不容易粘贴造口袋，所以尽可能避免使用。

● 计划利用腹直肌皮瓣进行会阴部重建时（图3-4-2）

- 与负责腹直肌皮瓣重建术的整形外科医生共同商讨皮瓣设计方案，根据皮瓣采集后腹部的情况确定造口的位置。
- 注意，由于取皮瓣后的创口要重新缝合，这样势必会造成局部皮肤移位，所以设定造口位置时要考虑到向缝合侧移位的情况（图3-4-3）。

● 医保收费情况

- 从2012年开始，日本医疗保险报酬制度新设了"人造肛门、人工膀胱造口术前处置加算"，每次可以收费4500日币。
- "人造肛门、人工膀胱造口术前处置加算"是为了预防人造肛门术后的并发症等，通过结合术前的影像学诊断和触诊，在腹直肌上，适当的部位做造口标记即可。从事人造肛门或人工膀胱护理经验满5年以上的护士在完成人造肛门或人工膀胱护理课程的进修后，与实施手术的外科医生一起进行术前标记，就可以收取上述费用。

图3-4-2 皮瓣设计与造口位置

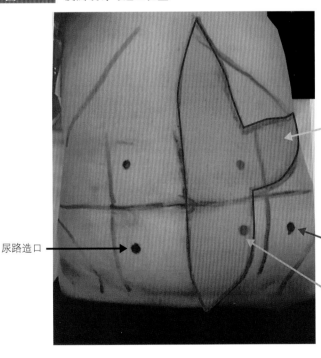

腹直肌皮瓣采集部位

尿路造口

做腹直肌皮瓣时，消化道造口位置

不做腹直肌皮瓣时，消化道造口位置

图3-4-3 皮瓣采集前后的造口位置

ⓐ：腹直肌皮瓣采集前。

ⓑ：腹直肌皮瓣采集后。

消化道造口被牵向正中切口，切口与造口黏膜之间的距离仅仅有1cm，当然也受造口本身大小的影响，造口直径就达到了50mm。

消化道造口预定部位

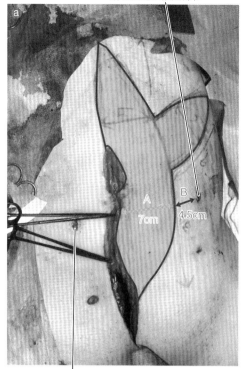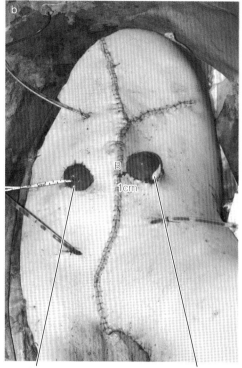

尿道造口预定部位   尿路造口   消化道造口

术中对外科医生的要求

（1）尽量使造口在坐位时呈正圆形。

· 造口的高度至少在1cm以上，如果是回肠造口或回肠导管的话，最好在2cm左右。
造口的高度不是指黏膜的高度，而是指皮肤表面到排泄口的高度（**图3-4-4**）。

（2）腹腔引流管插入部与造口黏膜皮肤接合处至少保持3cm以上的距离（**图3-4-5**）。

（3）如果是用线将插入输尿管的支架固定于皮肤，该线可能造成造口袋贴合不紧，
所以固定位置不要离造口部位太远。

（4）如果不能在术前决定好的造口位置进行造口，外科医生需将理由反馈给造口定
位的护士，以便于今后的工作开展。

图3-4-4 造口高度

ⓐ：良好。

正圆形，排泄口在黏膜的最顶点位置，高度适合。

ⓑ：不好。

12点钟方向的黏膜高度足够，但是排泄口在7点钟方向，高度不够。

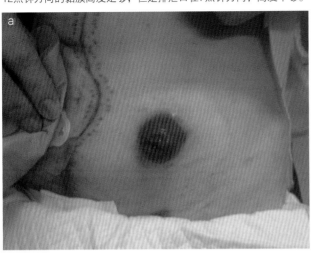 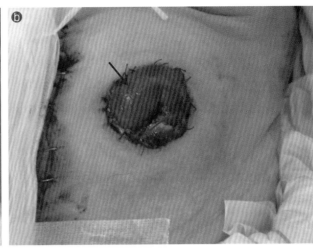

图3-4-5 腹腔引流管插入部位与造口之间的距离

ⓐ：良好。

引流管与造口间的距离足够，不妨碍造口袋的贴合。

ⓑ：不好。

引流管与造口间的距离太近，造口袋不能很紧密地贴附。

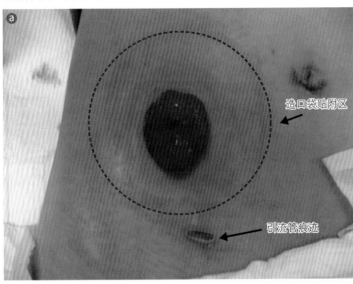

造口袋贴附区

引流管痕迹

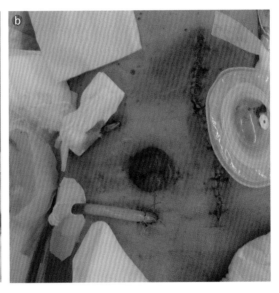

术后管理的要点

○ 早期发现和治疗造口相关并发症

◆ 早期并发症。

· 造口坏死、造口凹陷、造口周围脓肿、造口阻塞、造口黏膜皮肤分离等（图3-4-6）。

◆ 晚期并发症。

· 造口狭窄、造口脱出、造口旁疝、造口窦道、造口周围静脉曲张等。

○ 与护士一起观察造口

· 术后直接就贴上了造口袋，如果不是更换时就无法对造口和周围皮肤进行评价。另外，在出现并发症的情况下，通常需要在安装造口袋的方法上下功夫，特别是在发生伤口感染和分离的情况下，如何进行创伤管理和造口管理，需要与护士一起讨论协商。

○ 拆除露出的缝线（图3-4-7）

· 术后1周左右，露出在皮肤表面的缝线要拆除。因为排泄物附着后容易发生炎性反应，还会形成肉芽肿，影响造口袋的贴合性。

图3-4-6 造口坏死

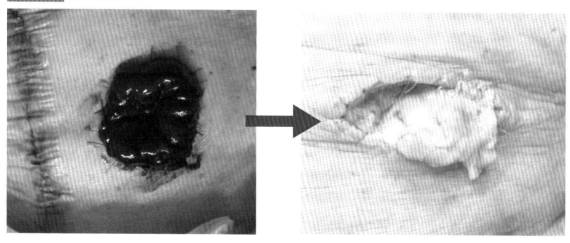

图3-4-7 有缝线时造成的局部皮肤障碍（图片是拆线后）

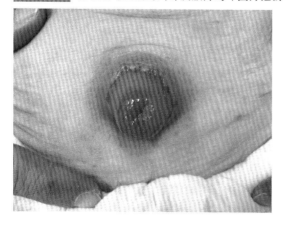

● 尽量减少正中切口、造口黏膜皮肤接合处的创面感染（**图3-4-8**）

· 正中切口感染引起切口裂开，渗出液会污染造口袋，造成造口袋贴附不稳，进而导致造口排泄物外漏，继续恶性循环。另外，正中创面和造口黏膜皮肤接合部瘢痕愈合后，在造口周围会产生很深的凹陷，尿路造口袋和消化道造口袋都不能得到稳定贴附，管理特别困难。

图3-4-8 创面感染

ⓐ：正中切口的渗出液，使得造口袋贴附面不稳定。
ⓑ：瘢痕愈合后在造口周围产生了凹凸不平的瘢痕。

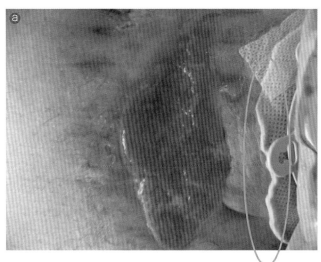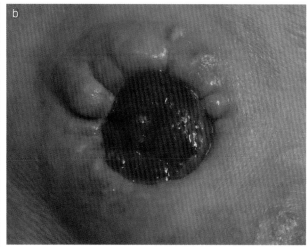

● 针对腹直肌皮瓣病例

· 做腹直肌皮瓣时，使用腹带等固定腹部，以保持皮瓣采集部位的稳定。为了观察造口状况，需要在腹带上打孔。

参考文献

[1] Turnbull RB: Selecting Site for the stoma siting.C.C.F.E T Program, 1981.

[2] 大村裕子, 池内健二, 大塚正彦：クリーブランドクリニックのストーマサイトマーキングの原則の妥当性. 日ストーマリハ会誌 1998；14：33-341.

[3] ストーマリハビリテーション講習会実行委員会：ストーマリハビリテーション 基礎と実際 第3版. 金原出版, 東京, 2016.

[4] 日本ストーマ・排泄リハビリテーション学会, 日本大腸肛門病学会：消化管ストーマ造設の手引き. 文光堂, 東京, 2014.

[5] 日本ストーマ・排泄リハビリテーション学会：ストーマ・排泄リハビリテーション学用語集 第4版. 金原出版, 東京, 2020.

.

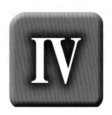

实际病例

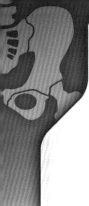

病例：
经腹经会阴双团队腹腔镜下盆腔脏器全切术、自动切割闭合器经会阴离断DVC及尿道

向井　俊贵
癌症研究会有明医院消化器官中心大肠外科

 前言

- 在盆腔脏器全切术中，DVC、尿道的处理出血风险很高。特别是腹腔镜手术，由于靠近耻骨的手术钳可动区域受限，结扎很困难，即使用柔凝烧灼，很多时候仍然止血困难。使用自动切割闭合器离断DVC以及尿道是简便且可靠的技术，但从腹腔侧离断时，很大程度上受耻骨限制。另一方面，从会阴侧离断尿道可以沿着耻骨进行操作，也可以自由地控制尿道的离断位置，但缺点是没有气腹，术野也不好。

- 以经肛全直肠系膜切除术（Transanal total mesorectal excision，TaTME）为首的经肛腹腔镜手术，由于具有维持气腹和确保骨盆深部良好术野、缩短手术时间等优点，在盆腔脏器全切术和侧方淋巴结清扫等扩大手术中的应用也越来越多。另外，使用自动切割闭合器离断尿道和DVC还可以有效减少出血。

- 本章介绍了两个手术团队在腹腔镜下完成盆腔脏器全切术时，利用自动切割闭合器从会阴侧进行DVC、尿道一次性离断的病例。另外，本书的腹腔镜下盆腔脏器全切术一章（p.32～47）详细叙述了盆底的腹腔镜手术，请参考。

 病例①

- 术前明确诊断的直肠癌浸润前列腺的病例，采取盆腔脏器全切术时，需要在盆隔部离断尿道，而从会阴侧离断更容易且便利。为了显露DVC和尿道，从腹腔侧和会阴侧确切处理肛提肌和耻骨前列腺韧带很重要。从腹腔侧切开髂尾肌、耻尾肌及耻骨前列腺韧带，之后从腹腔侧，以及会阴侧切开包围直肠的耻骨直肠肌。

▷▷ 现病史，术前治疗

- 病例为50多岁的男性。以便血为主诉就诊，术前诊断为累及肛门管的进展期下段直肠癌［T4b（前列腺）N0M0 StageⅡ］。实施了4个周期CapOX的术前化疗，以及Cap+50.4Gy/28fr的术前放射化疗。治疗后MRI显示肿瘤黏液成分残留，瘤径也仅轻度缩小，实施了经腹经会阴双团队腹腔镜下盆腔脏器全切术（**图4-1-1**）。

图4-1-1 术前影像

ⓐ：治疗前。
ⓑ：治疗后。

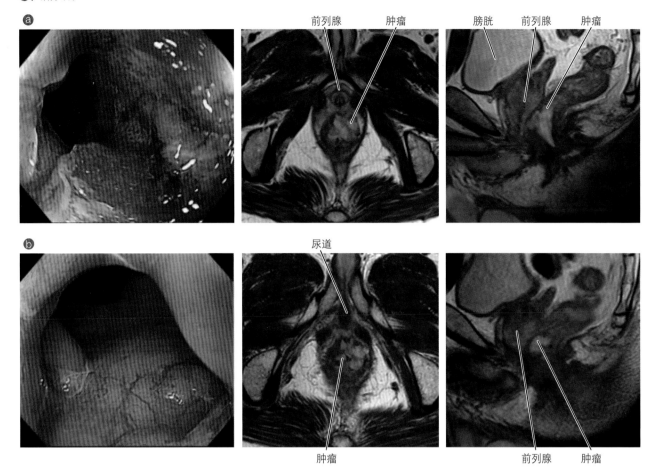

ⓐ

前列腺　肿瘤　　　膀胱　前列腺　肿瘤

ⓑ

尿道

肿瘤　　　　　　前列腺　肿瘤

▷▷ 实际的手术操作

· 腹腔操作到达骨盆底时开始会阴操作。将会阴皮肤切开成纺锤状，切断肛门外括约肌和坐骨直肠窝脂肪后，适当缝缩皮肤，装上GelPOINT Path。会阴皮肤如果切除太多也会妨碍术野，所以控制在最低限度。

· 从会阴侧在腹腔镜下向尾骨前端切除坐骨直肠窝脂肪，切断尾骨直肠肌与腹腔内相通的部分（**图4-1-2**）。从腹腔侧切开髂尾肌，会阴侧团队从后壁向侧壁切开坐骨直肠窝脂肪。再从腹腔沿肛提肌腱弓的背侧向腹侧切开肛提肌筋膜，在耻骨联合处切开耻尾肌（**图4-1-3**）。

· 肛提肌腱弓在耻骨的附着部形成耻骨前列腺韧带。切开后，将其背侧的耻骨直肠肌从腹腔和会阴两侧切开，DVC和尿道就会显露出来。由于耻骨直肠肌和前列腺之间有阴部内动静脉的分支走行，所以需要使用柔凝等方法来可靠地止血（**图4-1-4**）。

· 从会阴侧插入自动切割闭合器，一次性离断尿道和DVC，切除肿瘤（**图4-1-5**，🎥 1）。总手术时间为537min，出血210mL（**图4-1-6**）。

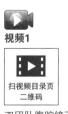

视频1

扫视频目录页
二维码

双团队腹腔镜下
盆腔脏器全切术

图4-1-2 离断尾骨直肠肌

ⓐ：尾骨直肠肌的离断。
ⓑ：在尾骨的腹侧与会阴部相通。

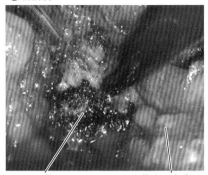

ⓐ 会阴侧　　　　　　　　　　　腹腔侧

尾骨　　　　坐骨直肠窝脂肪　　　髂尾肌　　尾骨　　直肠

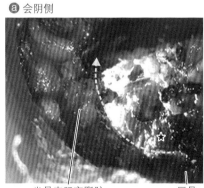

ⓑ 会阴侧　　　　　　　　　　　腹腔侧

尾骨　　　　　　　　　　　　　尾骨　　坐骨直肠窝脂肪　　髂尾肌

图4-1-3 离断髂尾肌

ⓐ：离断髂尾肌。
ⓑ：离断耻骨直肠肌（腹腔侧和会阴侧相通）。

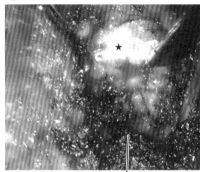
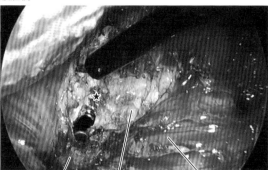

ⓐ 会阴侧　　　　　　　　腹腔侧　　　　　　坐骨直肠窝脂肪

坐骨直肠窝脂肪　　　尾骨　　　直肠　　尾骨　　　　髂尾肌

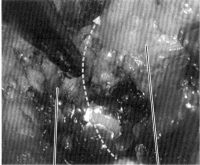
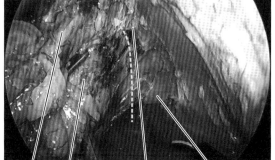

ⓑ 会阴侧　　　　　　　　　　　腹腔侧

耻骨直肠肌　　　坐骨直肠窝脂肪　　DVC　前列腺　　耻骨直肠肌　耻骨尾骨肌

图4-1-4 DVC以及尿道的显露

ⓐ：离断耻骨前列腺韧带。

ⓑ：显露出DVC与尿道。

ⓐ 会阴侧　　　耻骨直肠肌　　　　　　腹腔侧　　　　　　耻骨前列腺韧带

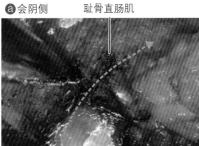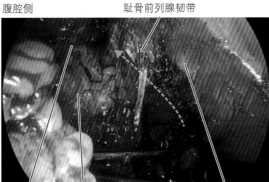

DVC　　前列腺　　　　　　耻骨直肠肌

ⓑ 会阴侧　　　　　　　　　　　　　　腹腔侧

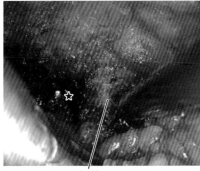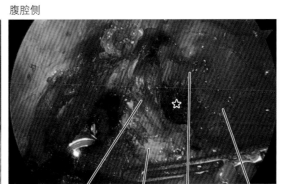

尿道　　　　　　　　DVC与尿道　前列腺 耻骨直肠肌　　耻尾肌

图4-1-5 DVC与尿道一并离断

ⓐ：沿着耻骨放入自动切割闭合器。

ⓑ：离断之后。

ⓐ 会阴侧　　　　　耻骨　　　　　　腹腔侧

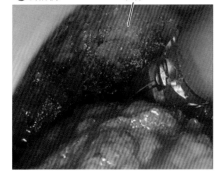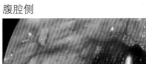

DVC与尿道

ⓑ 腹腔侧　　　　　　耻骨　　耻骨直肠肌

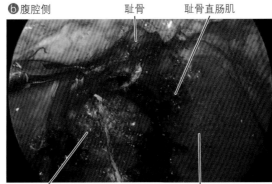

前列腺　　　　　　　　　耻尾肌

图4-1-6 切除肿瘤

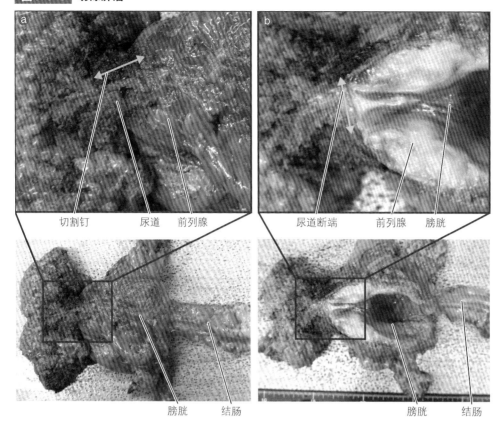

病例②

- 盆腔肿瘤较大时，从腹腔越过肿瘤进行深部盆腔内的操作非常困难。对于这样的病例，通过从会阴侧将DVC和尿道离断，不仅可以完成切除，还可以将肿瘤拉出盆腔外，大大改善腹腔侧的操作性。

▶▶ 现病史，术前治疗

- 病例为70多岁的男性。以尿道痛为主诉，到附近医院就诊，CT显示盆腔入口处有一个15cm大的肿瘤，堵住盆腔入口，转诊到本院，诊断为直肠乙状部-直肠上段（Ras）直肠癌T4b（膀胱，精囊NI MO Stage Ⅲ）（图4-1-7）。虽然认为可以保留肛门，但考虑到年龄和全身状况，还是实施了盆腔直肠切除术（supralevator pelvic exenteration）。

▶▶ 实际的手术

- 从腹腔侧和会阴侧同时进行手术。会阴侧用GelPOINT Path在腹腔镜下封闭直肠内腔。本病例在肛门管上缘口侧2cm处进行缝缩，但在肛门管内缝缩时则直视下关闭。切开直肠全层，在4点钟、8点钟方向沿着耻尾肌向口侧进行游离。
- 在6点钟方向切断尾骨直肠肌，进入直肠后腔（TME层）。沿着耻尾肌及髂尾肌广泛进行左右侧壁的游离，直肠系膜和髂内区域脂肪及膀胱周围脂肪全部被游离下来。

图4-1-7 术前影像

ⓐ：肠镜所见。　　　　ⓑ：矢状面。

ⓒ：ⓐ的水平断面图。　　ⓓ：ⓑ的水平面图。

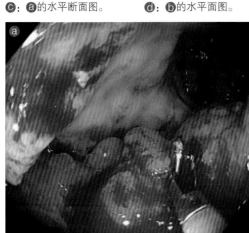
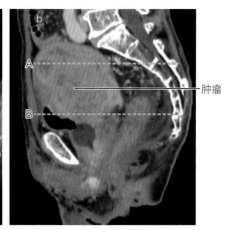

肿瘤

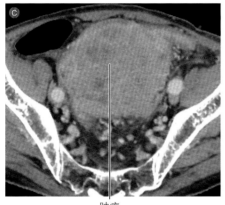

肿瘤

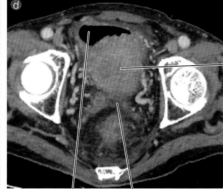

肿瘤

膀胱　精囊腺

- 沿脂肪切开肛提肌腱弓，可见闭孔内肌，进入侧方清扫的外侧边缘。在这里稍微向回收，沿着肛提肌腱弓绕到前壁进入膀胱侧腔，在2点钟和11点钟方向可见进入前列腺的耻骨直肠肌纤维（**图4-1-8**）。

- 边设想肛提肌腱弓的曲线，边切开耻骨直肠肌，可以看到在其深处有耻骨前列腺韧带，正中是尿道括约肌包裹的尿道。切开左右耻骨前列腺韧带，可见膀胱前腔。

- 由于可安全剥离膀胱前腔，所以可适当剥离尿道及DVC两侧。最后切断尿道括约肌，显露尿道。沿着耻骨插入自动切割闭合器，将尿道和DVC一起离断（**图4-1-9**）。

- 广泛剥离膀胱前腔。如果难以从腹腔侧切断闭孔动静脉，可以从会阴侧离断。从腹腔切开膀胱腹膜，使之与会阴侧相通（**图4-1-10**）。然后，切开侧壁和后壁即可切除肿瘤（**图4-1-11**、**图4-1-12**）。总手术时间为380min，出血量为40mL。

图4-1-8 耻骨直肠肌周围的操作

ⓐ：沿着耻骨尾骨肌剥离。 **ⓑ**：确认前列腺和耻骨直肠肌。
ⓒ：确认肛提肌腱弓和显露膀胱侧腔。 **ⓓ**：确认耻骨直肠肌的肌纤维。

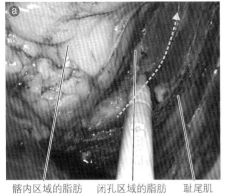 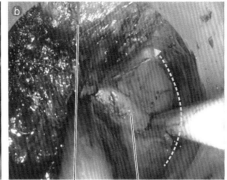

髂内区域的脂肪 闭孔区域的脂肪 耻尾肌 　　　耻骨直肠肌 闭孔区

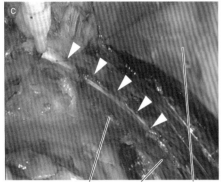 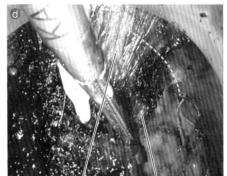

膀胱侧腔 闭孔内肌 耻尾肌 　　　耻骨直肠肌 前列腺
（箭头：肛提肌腱弓）

图4-1-9 离断尿道

ⓐ：切断耻骨前列腺韧带。 **ⓑ**：剥离膀胱前腔。
ⓒ：左右耻骨前列腺韧带离断后。 **ⓓ**：一并离断DVC和尿道。

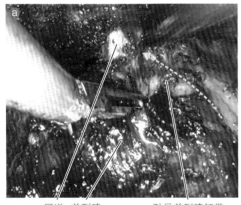 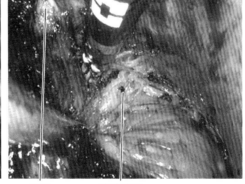

尿道 前列腺 　　耻骨前列腺韧带 　　　尿道 膀胱前腔

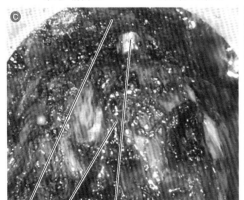 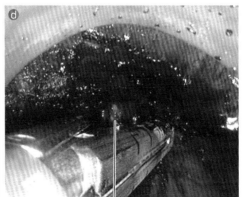

耻骨 前列腺 尿道 　　　　　　尿道

图4-1-10 游离膀胱前腔与腹腔的交通

ⓐ：尿道、DVC离断后。　ⓑ：膀胱前腔游离。
ⓒ：游离后。　ⓓ：膀胱前腔与腹腔相通。

膀胱前腔

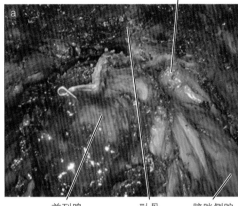
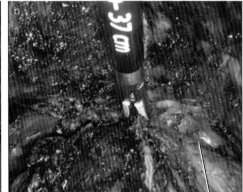

前列腺　　　耻骨　　膀胱侧腔　　　　　　　　　　膀胱侧腔

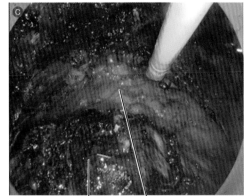
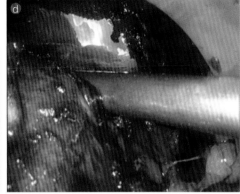

前列腺　　膀胱前腔

图4-1-11 肿瘤切除后

耻骨　　　　　　　　耻骨直肠肌　　耻骨

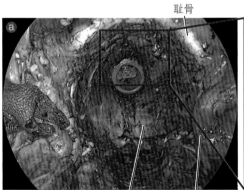
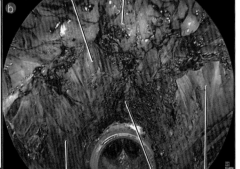

髂尾肌　　髂外动脉　　　　　髂尾肌　　尿道断端　闭孔内肌

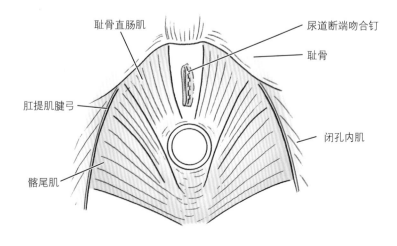

图4-1-12 切除的肿瘤

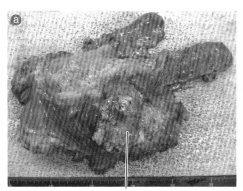
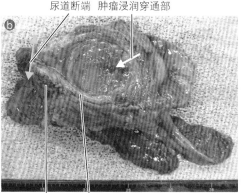

肿瘤

前列腺　膀胱

尿道断端　肿瘤浸润穿通部

 技术要点

- 本术式对需要联合切除膀胱、前列腺的病例是比较好的适应证。但肿瘤浸润前列腺尖部的病例，则需要离断更远的尿道球部。在这种情况下，从会阴直视下处理尿道会比较好操作。

- 为了使用自动切割闭合器确切地离断尿道、DVC，应尽可能地处理耻骨前列腺韧带及耻骨直肠肌。另外，为了提高止血效果，自动切割闭合器的钉高应选择低的，这样可以减少断端出血，即使出血，也可以通过柔凝法轻易止血。

- 如果患者术前接受过放疗、化疗等前期治疗、组织纤维化、水肿较重时，处理不充分的情况下使用自动切割闭合器有可能导致断端出血，自动切割闭合器的钉仓也有可能在钉合过程中卡顿，因此切忌过于勉强地使用。

 结语

- 本章讲述了采用自动切割闭合器从会阴侧一次性离断DVC、尿道的病例。本技术虽然有望缩短手术时间和减少出血量，但由于来自会阴术野的解剖学位置关系与腹腔侧有很大不同，容易误认。最好是在积累TaTME等经肛腹腔镜手术经验的基础上开展该术式。另外，还要详细研究肿瘤的位置、大小等术前影像，慎重决定。

参考文献

[1] Aiba T, Uehara K, Mukai T, et al: Transanal extended rectal surgery with lateral pelvic lymph node dissection. Tech Coloproctol 2018; 22: 893-894.

[2] Kondo A, Nishizawa Y, Tsunemori H, et al: Use of a linear stapler for urethral and dorsal vein complex transection during laparoscopic total pelvic exenteration in rectal cancer. Tec Coloproctol 2019; 23: 487-490.

[3] Hasegawa S, Kajitani R, Matsumoto Y, et al: Combined laparoscopic and transperineal endoscopic total pelvic exenteration for local recurrence of rectal cancer. Tech Coloproctol 2020; 24: 599-601.

[4] Mukai T, Nagasaki T, Akiyoshi T, et al: Staple-transection of the dorsal venous complex and urethra in cooperative laparoscopic and transperineal endoscopic total pelvic exenteration for pelvic malignancies. Asian J Endosc Surg 2021; 14: 816-820.

病例：
局部复发直肠癌中最困难的骶髂区域复发的安全的手术技巧

小仓 淳司，上原 圭

名古屋大学研究生院医学系研究科肿瘤外科

 病例特征

· 虽说是局部复发的直肠癌，但其手术难易度因复发位置不同而大相径庭。一般认为需要切除高位骶骨的后方、高位复发、腰骶神经干附近外科切缘非常近的侧方复发病例是高难度手术。

· 另一方面，同时具备这两种要素的位于后方高位的复发病例也不少。这种复发形式沿髂内血管近侧存在，多认为是No. 263p淋巴结复发，但一般不能作为手术的适应证。由于该部位的复发位于骶髂关节（sacroiliac junction）及S1骶骨前孔周围，因此名古屋大学医院将其称为骶髂区域复发（sacroiliac recurrence）。该部位的手术需要从髂内血管根部处理和将切除边界从S1神经上游离下来，在手术技术和肿瘤学上都是极其困难的。

 病例摘要

▶▶ 现病史

· 61岁男性，2年前在原来的医生处因直肠上段癌（pT3N1M0）施行了Hartman手术。术后接受了半年CAPOX方案的辅助化疗，之后一直随访观察。术后2年的随访CT可见高位骶骨前面左侧局部复发，转诊到名古屋大学医院就诊。

· 肿瘤横跨骶骨S1及S2前面，大小为40mm×38mm×38mm，位于正中偏左侧，覆盖左侧S1骶骨前孔。肿瘤口侧的输尿管明显扩张，怀疑是肿瘤浸润导致的输尿管梗阻。影像学上可见滑入骨盆内的回肠，也怀疑被直接浸润（**图4-2-1**）。

图4-2-1 肿瘤浸润

E：髂外动脉。
I：髂内动脉。

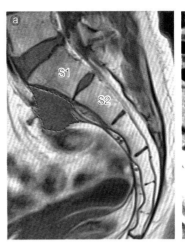

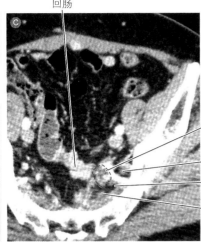

输尿管

回肠

臀上动脉

L5神经

S1神经

S2神经

S1骶骨前孔

骶髂关节
（sacroiliac junction）

▷▷ 诊断

· 局部复发的直肠癌，左输尿管浸润，小肠浸润（RAS：突变型；BRAF V600E：野生型，MSS）。

▷▷ 术前治疗

· 在左输尿管放置支架后，实施了FOLFOXIRI+bevacizumab方案4个疗程的术前化疗。

 术前治疗是选择放疗还是化疗？

· 本病例的骶骨正面和左侧S1神经的外科游离面，肿瘤显露的危险性较高，作为术前治疗，可以选择术前放化疗（以下简称CRT）来提高R0切除率。但是，考虑到CRT导致的组织纤维化和瘢痕化，导致手术难度增加、手术的安全性降低，以及肺转移等远处转移率升高，综合考虑后选择了既能预防远处转移，又能缩小局部肿瘤的3药联合疗法+分子靶向药物的治疗。最近认为术中联合使用放射疗法（IORT）也是有效的。

▷▷ 术前重新评估

· 虽然通过术前化疗得到了局部改善，但由于肿瘤中心位于从S1骶骨前孔出来的S1神经的正上方，输尿管的直接浸润部也接近髂内髂外动静脉分支部，因此预计对血管处理有困难（**图4-2-2**）。保留S1神经是减少步行障碍所必需的。本病例中，预计S1神经正面的外科游离面有可能会不够。从根治的角度出发，联合高位骶骨切除和左S1神经联合切除也可作为备选项，但权衡利弊后决定只进行肿瘤切除，保留患者的行走功能。

图4-2-2 术前重新评估

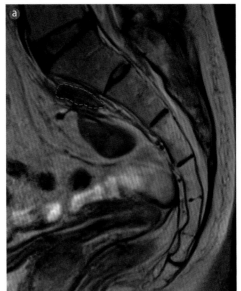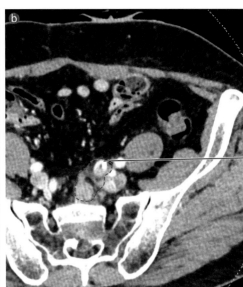

输尿管支架

▶▶ 预定术式

· 肿瘤切除联合S2以下的神经切除，同时联合输尿管、回肠切除。

● 实际的手术

开腹

· 在开腹手术中，切口要开得很大，特别是要把耻骨前面坚硬的结缔组织尽量向尾侧离断，直至从正上方可以看到骨盆腔，形成宽阔的术野。

Step 2 确认髂外动静脉

· 首先，游离出骨盆外侧的髂外动静脉。大多可以隔着后腹膜看到髂外血管，但在复发癌手术和放射线治疗后很难辨别的情况也不少见。这种情况下，首先在尾部开放膀胱侧腔。

· 沿着脐动脉襞上外侧切开腹膜，沿着膀胱下腹部筋膜游离膀胱侧腔，将其开放。把输精管或子宫圆韧带切断，空间会扩大。沿着耻骨上支向腹股沟扩大术野，很快就能发现髂外静脉末梢。从那里向头侧完全游离出髂外血管。这个骨盆前侧区域，在多数情况下肿瘤学上安全，受上次手术的影响较小，被称为最佳切入点（sweet spot）。

Step 3 确定和离断输尿管

· 输尿管在髂总动脉前面交叉下降，如果上次手术游离了输尿管，可能会造成其走行层次发生移位，必须注意。如果被瘢痕组织包埋而很难找到输尿管，则沿着髂总动脉进行游离，自然可以找到输尿管，这种方法是最可靠的。该病例为输尿管被肿瘤浸润，输尿管上段扩张明显，所以只能在髂总动脉交叉部确认输尿管，联合切除输尿管。

- 通常，在不妨碍术野的情况下，在离断输尿管之前应尽可能地游离出输尿管。但是，在处理本病例的髂内动静脉根部时，由于输尿管对术野造成很大的干扰，所以先行离断了输尿管。之后，为避免长时间尿路梗阻，留置了6Fr的Double-J导管。

Step 4 游离和离断髂内动脉主干

- 本病例需要在髂内动脉根部进行离断。从中枢侧游离髂总动脉，可以确认髂内外动脉分支，此时用血管带牵开髂内动脉（**图4-2-3**）。肿瘤虽然很近，但是根部能处理。中枢侧结扎后再次缝扎。在CRT后等风险较高的情况下也可进行三重结扎。

○ 处理的方法

（1）首先将中枢侧结扎（2-0丝线）。

（2）尽可能游离出末梢侧，用手术钳夹闭末梢侧，与中枢结扎线保持足够距离。

（3）中枢侧用3-0不可吸收线缝扎（**图4-2-4**）。

图4-2-3 用血管带牵开髂内动脉

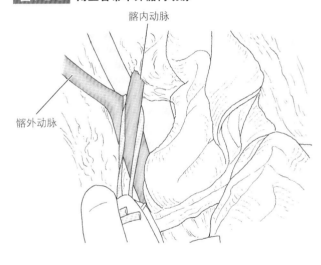

髂内动脉

髂外动脉

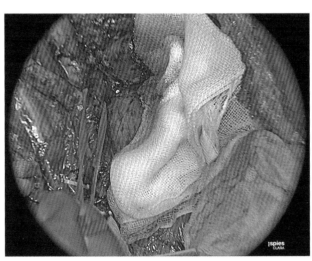

图4-2-4 缝扎髂内动脉

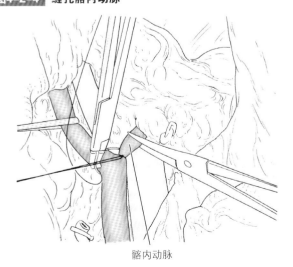

髂内动脉

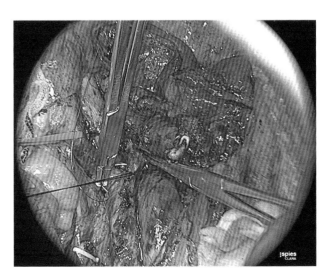

· 末梢侧的结扎何时进行呢？可以用钳子夹住末梢血管断端进行背部游离（**图4-2-5**）。如果马上结扎，组织会聚拢，可能造成解剖层面不明，结扎线在随后的游离过程中也会脱落，造成大出血。

图4-2-5 游离髂内动脉背侧

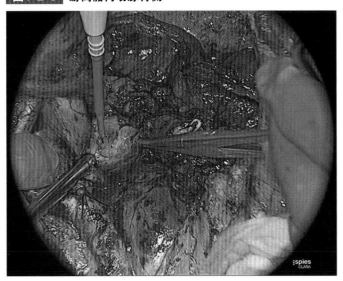

Step 5 处理髂内静脉主干（ 1 ）

视频1

扫视频目录页
二维码

处理髂内静脉主干

· 髂内静脉根部可以结扎的话，离断髂内静脉问题不大，但是该病例的肿瘤接近分叉部，而无法取得足够长度的髂内静脉时，需要事先游离髂总静脉和髂外静脉，并用血管带牵开（**图4-2-6**）。另外，事先处理从骶静脉和盆壁一侧汇入的无名静脉，这也是很关键的。

· 按照末梢侧、中枢侧的顺序阻断静脉，在髂内、髂外静脉分叉处离断静脉（**图4-2-7**）。静脉横断面用3-0不可吸收线连续缝合进行关闭（**图4-2-8**）。

图4-2-6 用血管带牵开髂总静脉与髂外静脉

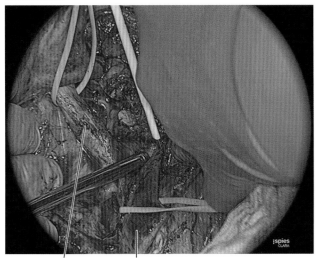

髂外静脉　　　髂总静脉

图4-2-7 髂内静脉离断

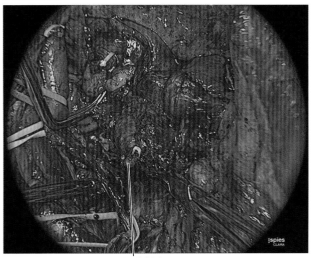

髂内静脉断端

图4-2-8 连续缝合封闭髂内静脉断端

图4-2-8 连续缝合封闭髂内静脉断端

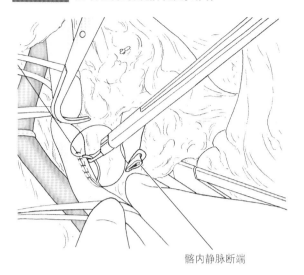

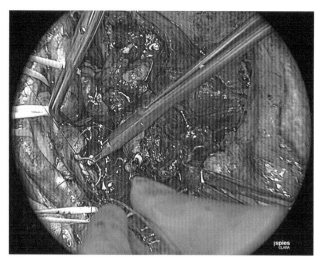

髂内静脉断端

Step 6 L5神经显露

· 髂内动静脉根部的尾侧、背侧存在纤维性膜。在其表面存在从骨盆壁向髂内静脉横跨的无名静脉（**图4-2-9**），将该血管离断后切开背侧的膜，就可以看到带有光泽的白色神经束。这就是L5神经（**图4-2-10**）。

图4-2-9 L5神经腹侧横跨的静脉

图4-2-10 L5神经的识别

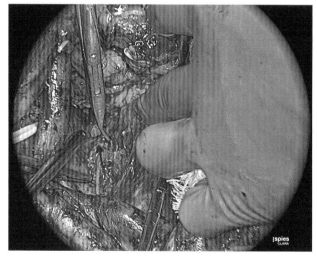

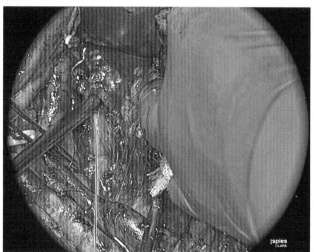

L5神经

Step 7 处理臀上动脉，确认S1神经（▶2）

· 在L5神经的内侧，贯穿骨盆壁的粗血管是臀上动静脉（**图4-2-11**）。臀上动静脉在S1和L5神经之间走行，这在解剖学上极为罕见，也是确定需要保留的S1神经不可或缺的解剖学标志（**图4-2-12**）。如果将臀上动静脉离断，在其内侧、尾侧就能很清楚地看到S1神经。

图4-2-11 确认臀上静脉

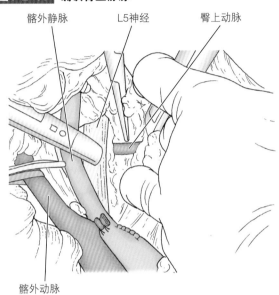

髂外静脉　　L5神经　　臀上动脉

髂外动脉

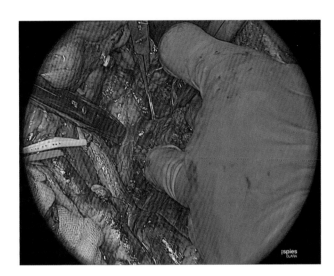

图4-2-12 臀上动脉和神经的位置关系

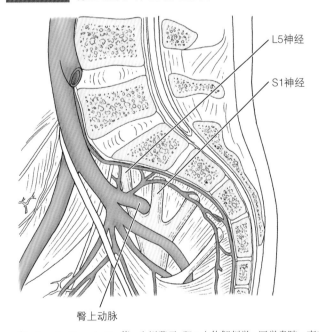

L5神经

S1神经

臀上动脉

(Rauber A, Kopsch Fr 著, 小川鼎三 訳：人体解剖学. 医学書院, 東京, 1958. を参考に作成)

IV

实际病例

Step 8 处理骶骨前面

- 从外侧的视野确认应保留的L5、S1神经，等到髂内动静脉的血管处理结束后，从内侧向骶骨前面游离。像剥离骶骨前面的骨膜一样，将电刀压在骶骨上，一边感受骨的硬度一边进行离断。需要注意的是S1骶骨前孔，S1神经由该孔分出。该神经在骶骨前面向外侧、尾侧走行，这是值得我们注意的。

- 骶骨前孔覆盖着厚厚的结缔组织，辨认起来不容易。沿着骶骨一边进行剥离，一边用弯钳在骶骨前面触摸，有一个地方的阻力突然消失，前端进入孔内，这里就是骶骨前孔。确认S1神经孔后，连接先前确认的S1神经和L5神经交会处的线就是应该保留的S1神经。在露出S1神经的同时，剥离覆盖在腹侧的肿瘤。

- 在骶骨正中边烧灼背侧的骶骨，边提高电刀的功率向尾侧推进离断。对于骶骨前面的出血，首先用纱布压迫止血，然后采用止血棉压住后用改良welding technique止血法止血，这是有效的方法（**图4-2-13**）。

- 髂内静脉背侧有梨状肌在骶骨的附着点，本病例中梨状肌上缘为肿瘤下缘，也可作为解剖学标志之一。在髂内动静脉末梢结扎离断，在梨状肌头侧用电刀剥离骶骨表面，作为肛门侧的离断线。然后，注意保留的L5/S1神经，沿着骶骨表面切除骶骨前的软组织。

图4-2-13 使用改良welding technique止血法的凝血止血

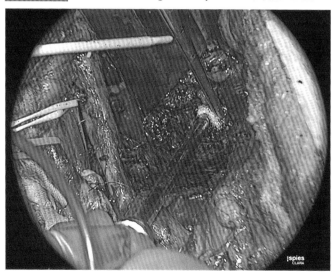

Step 9 标本切除后的盆腔状况（图4-2-14）

· 以上讲述的这些结构都应该是"凸状"的。这不是做"加法"手术，而是做"减法"。特别是在复发癌的情况下，通过术前影像确定肿瘤的周围解剖标志，在术中有意识地寻找这些解剖学结构，从结果上看，无论是在技术上还是肿瘤学上都会是安全的手术。

· 最终施行的手术术式按照预定计划切除了肿瘤，联合S2以下神经切除，联合切除左输尿管和回肠。手术时间为493min，其中包括游离粘连3h，出血量为1394mL。

图4-2-14 标本切除后的盆腔状况

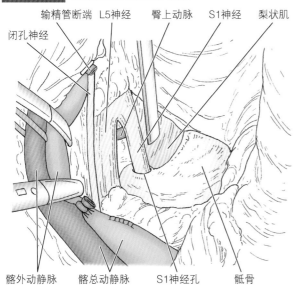
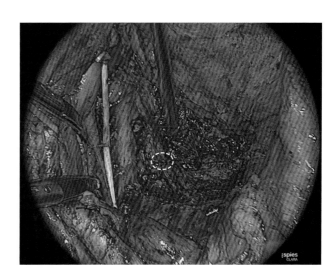

闭孔神经　输精管断端　L5神经　臀上动脉　S1神经　梨状肌

髂外动静脉　髂总动静脉　S1神经孔　骶骨

IV

实际病例

组织病理学诊断

- 病理结果为腺癌，符合结肠癌复发ly+，v+，手术切缘在S1神经腹侧剥离面呈弱阳性，为R1切除。输尿管内瘤栓向口侧进展是非常罕见的现象（**图4-2-15**）。
- 术后，对肺转移复发进行了两次肺切除，术后到现在已经2年，局部无复发及癌残留。

图4-2-15 组织病理学诊断

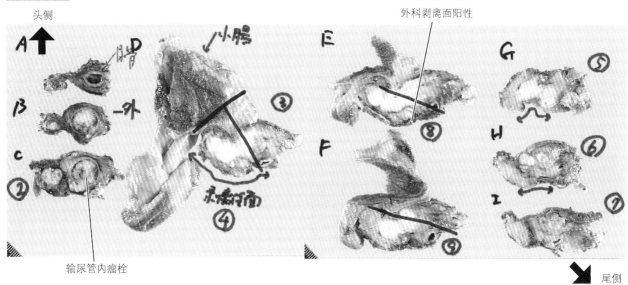

头侧

外科剥离面阳性

输尿管内瘤栓

尾侧

 结语

- 本节介绍了1例局部复发直肠癌中最困难的骶髂区域复发（sacroiliac recurrence）的手术技巧。结果在保留的S1神经的腹侧剥离面呈阳性，这是在保持根治性和生活质量相平衡的同时，挑战切除极限的一个病例。除了意识到切除边界的组织结构并安全地暴露的手术技术之外，认识L5、S1神经和臀上动脉的位置关系也是很重要的。

参考文献

[1] 相場利貞，上原　圭，田中　綾，ほか：直腸手術時の出血．臨外
2019；74：440-444.